La Doctrina del Campeón

La Doctrina del Campeón

El músculo está en la mente

Charles Bennet

info@ladoctrinadelcampeon.com
www.charlesbennet.blogspot.com
@BennetCharles

Número de Control de la Biblioteca del Congreso de EE. UU.:		2012918729
ISBN:	Tapa Dura	978-1-4633-2563-3
	Tapa Blanda	978-1-4633-2562-6
	Libro Electrónico	978-1-4633-2564-0

Contacte con el autor:

www.ladoctrinadelcampeon.com
info@ladoctrinadelcampeon.com
www.charlesbennet.blogspot.com
www.facebook.com/pages/charles-bennet

Para pedidos de copias adicionales de este libro, por favor contáctenos en:
Palibrio
1663 Liberty Drive
Suite 200
Bloomington, IN 47403
Gratis desde España al 900.866.949
Gratis desde EE. UU. al 877.407.5847
Gratis desde México al 01.800.288.2243
Desde otro país al +1.812.671.9757
Fax: 01.812.355.1576
ventas@palibrio.com
429255

Iré a cualquier parte siempre y cuando sea hacia adelante.

Dr. Livingstone

Persigo la luz y el color hasta que me doy cuenta que yo soy la luz y el color

(Memorias de un campeón)

Índice

Prefacio

BY PH.D. JORGEN POULSEN, EDUCATIONAL ADVISOR

Escribir el prólogo de este libro resulta para mí un gran privilegio, porque a través de él me encuentro con muchas personas de las que he obtenido inspiración para mi propio futuro personal.

Como psicólogo y director de formación, trabajé estrechamente con el Dr. Ken Blanchard durante muchos años. Él me inspiró en los procesos de formación de colaboradores y líderes de éxito. Veo ahora el presente libro como un paso adelante en el mercado de los libros de crecimiento personal, y también como un complemento del pensamiento de Ken Blanchard acerca de cómo en el día a día creamos mentes ganadoras.

Actualmente se discute mucho sobre cómo vivir mejor -una vida en la que exista una clara esperanza de futuro. Este libro trata del bienestar psíquico y del físico, y sobretodo de cómo generar la confianza necesaria para llegar a ser un ganador.

Como lector de La Doctrina del Campeón se descubre el conocimiento de los secretos de las grandes estrellas del deporte en su camino hacia la victoria. Yo soy consciente del gran compromiso personal del autor en esta cuestión. Sé que él mismo ha experimentado el crecimiento que le ha llevado a ser un ganador, no sólo en el nivel deportivo, sino también cuando se trataba de temas fundamentales de pura supervivencia. Su saber, su conocimiento y sus propuestas de acción no son para nada palabras vacías.

El libro profundiza de forma amplia en conocimientos muy up-to-date y bien explicados. Resulta aparentemente fácil de leer, pero es un texto que, con mensajes serios y actuales, merece ser estudiado con atención sucesivas veces. El lector encuentra saber y buen juicio instalados en el sistema, resultando fácil pasar del pensamiento a la acción. Así pues queda claro que se trata de un libro que no sólo tiene que leerse, sino también usarse.

El libro propone una "lectura activa" en donde el lector, después de una lectura orientativa, se formule preguntas relevantes: ¿a qué puedo aplicar este conocimiento? ¿Cómo puedo utilizar este saber en mi vida diaria? Aquí el libro suministra muchas respuestas y propuestas que pueden llevar al lector del pensamiento a la acción. A la larga La Doctrina del Campeón será el mejor libro de consulta de la estantería cuando haya necesidad de inspiración para afrontar mentalmente cualquier gran reto del día a día.

Espero que cada vez que como lectores vuelvan a La Doctrina del Campeón encuentren cosas nuevas y útiles que les hagan ganadores. Recuerden que, como una de las conclusiones del libro, la actitud mental es la que en definitiva decide quién va a resultar ganador.

Buena suerte con muchas y magníficas vivencias.

Jorgen Poulsen, Ph.D., Copenhagen September 2011
House of Training/EDUCA, Guest Professor at University of San Diego

Prólogo:

LO QUE TIENES QUE SABER ANTES DE EMPEZAR

Establecimiento de quiénes somos, dónde estamos y dónde podemos llegar. Saber de dónde se viene para poder progresar.

LOS SECRETOS DE LA MENTE CAMPEONA

Normalmente se relaciona el hecho de ser campeón o campeona con el deporte, con la alta competición y con unas prestaciones casi al límite de lo habitualmente humano.

En la vida, sin embargo, hay infinidad de terrenos en los que ser campeón tiene una dimensión quizá menos gloriosa pero sí más enriquecedora y benéfica, muy útil a nivel individual de persona y también a la sociedad a la que se pertenece, más allá del deporte comprendido como entretenimiento. Ser campeón significa tener espíritu ganador, que es una de las cosas más útiles que uno puede regalarse a sí mismo y regalarle a sus hijos.

Para lograr instaurar en la mente esta actitud ganadora (siempre asociada a una cultura del trabajo), el presente estudio propone observar y analizar el espíritu del campeón-modelo y aprender las técnicas que han entrenado y desarrollado éste su músculo más potente: la mente. Una mente ganadora unida a un esfuerzo de trabajo continuado como garantía de las victorias. El músculo está en la mente. El músculo es la mente.

LA FRAGILIDAD EXTREMA DEL HOMO SAPIENS

De todos los animales del planeta tierra, quizá el más vulnerable. Desnudo, sin pelo, sin capacidad de correr mucho ni trepar rápidamente a los árboles, sin fuerza para matar con sus manos, sin dientes para desgarrar carne; una vista regular y un oído mediocre; nadador bastante malo sin posibilidad de retener la respiración más que un par de minutos; incapaz de sobrevivir por más de tres días sin agua; una piel susceptible de rasgarse al más mínimo contacto violento con cualquier roca, zarza o animal del entorno, una sensibilidad muy acusada al frío y al calor y en todo caso siempre dentro del intervalo de unas decenas grados.

Hace medio millón de años, esta especie no parecía tener demasiadas oportunidades de futuro. Otras especies desarrollaban cuellos altos para llegar a las hojas de los árboles, músculos de carrera para alcanzar y capturar sus presas, dientes enormes para desgarrar la carne cruda; aletas, trompas, lenguas disparables, alas planeadoras, ojos de visión nocturna, garras prensiles, picos especializados, forros de pelo lanudo, cuernos...

El sapiens parecía languidecer, acurrucado en sus cuevas, pero algo extraordinario ocurrió: el fuego, quizá originalmente del tronco de un árbol alcanzado por el rayo, había sido domesticado y era una técnica que permitía al hombre obtener calor, protección, confort, y hasta poder. ¿Es quizás sentado por la noche mirando el fuego donde se produce este estado de ensimismamiento que le hace imaginar y visualizar herramientas y utillaje que todavía no existen? ¿Es ésta su primera interiorización? Lo cierto es que ha inaugurado un nuevo nivel de su mente que, como un músculo, irá adquiriendo volumen con su progresiva ejercitación.

Generaciones de humanos se suceden. El tiempo va pasando y el cerebro de sapiens crece, su red neuronal se expande y con ella la tecnología que paralelamente va desarrollando. ¿A dónde le llevará la potencia de su nuevo músculo? Seguirá siendo físicamente muy frágil, incluso cada vez más, pero medio millón de años más tarde dispondrá de tecnología médica para doblar o triplicar su periodo vital, tendrá máquinas que desarrollarán fuerzas inverosímiles, se trasladará por todo el planeta en horas, volará por el aire, hablará instantáneamente con cualquier persona en cualquier lugar del mundo, verá imágenes de cualquier entorno geográfico, pisará la luna y dispondrá de cerebros electrocibernéticos que calcularán y controlarán absolutamente todo: sociedades, continentes, bosques y mares y sembrados y mercados y, por supuesto, todo el género animal se encontrará sometido a su voluntad.

Su fragilidad extrema fue su suerte, puesto que le forzó a desarrollar la mente y convertirse así en un semidiós.

EL DEPORTE DE LA VIDA

La imagen del campeón es habitualmente la de un deportista alzando un trofeo. Pero la realidad nos indica que hay otros campeones, muchos más campeones de la batalla por la vida que son los que luchan con el destino y lo ganan; la madre que, sola, trabaja y saca adelante a sus hijos, el minusválido que triunfa profesionalmente, el médico que pasa su vida en Africa atendiendo a gente sin recursos... Quizá no tengan el aplauso de los demás pero les da igual. Ellos son sus propios espectadores.

Ser campeón es una actitud ante la vida. Es la actitud de quien quiere ser dueño de su destino, del que asume responsabilidades, ayuda a los demás y, en definitiva, decide apuntarse al grupo social de los que tiran del carro.

Les podemos llamar campeones. O también triunfadores. Algunos les llaman Ganadores en contraposición a Perdedores, que son los que no quieren compromisos ni luchas ni responsabilidades y que tratan de impedir, a veces, que los demás los asuman para no quedar ellos en evidencia.

¿Quién quiere ser campeón? Campeones que monten empresas; campeones de sus estudios; campeones de su profesión; campeones que luchen contra la enfermedad y el dolor, contra la ignorancia o contra la mediocridad... En una sociedad cada día más compleja y poblada sólo queda dejar de lamentarse y tomar una actitud decididamente constructiva y activa. Y es en el deporte, utilizado como metáfora del esfuerzo, donde encontraremos modelos de comportamiento útiles para este propósito. Porque los campeones deportivos son los que primero han desarrollado los procedimientos de mejora sistemática primero del físico, después de la técnica y ahora de la mente, con el resultado de prestaciones cada vez más espectaculares.

Aquí estudiaremos la mente del campeón. Porque de su cuerpo, de su técnica, de su talento y de su dieta ya sabemos bastante: lo damos por supuesto. Ahora, a igualdad física con los demás, es su mente la que desequilibra y le hace campeón y por eso nos interesa.

PARA QUE SIRVE SER CAMPEÓN

Quizá pueda pensarse que sirve para el honor y la fama, pero no es así.

Una mente con actitud ganadora es sobretodo útil y necesaria a su propio desarrollo como ser humano individual, cuya consecuencia automática es una aportación al progreso de la sociedad. La sociedad necesita campeones que tiren de ella hacia adelante, que sean los mejores de su profesión, que se comporten como modelo para la generación que les sigue. Que el músculo de su fortaleza mental sea el motor de todo lo que se construye.

Porque cualquier tipo de músculo, de ese músculo que nos hace campeones, está en la mente, que es la que tira de todos los demás músculos. Lo que distingue a un campeón de cualquier área es su capacidad de concentración, de determinación; su actitud serena y su voluntad inexorable incapaz de desaliento. Su motivación y constancia. Al campeón le encanta la presión, la que le obliga a superarse y le hace vivir. Todo ello está en la mente. El campeón es el director de su propio departamento de I + D.

Ser campeón sirve también como modelo de comportamiento para otros, muchos de ellos niños, para que copien actitudes y técnicas y las mejoren, para que empiecen reflejándose en el espejo de su ídolo y luego un día lleguen a superarlo. Un mundo mejor es así posible, lleno de gente con mentalidad ganadora respetuosa y constructiva, compitiendo con ilusión y fair-play.

Ser campeón sirve para el crecimiento mental y para ser feliz. Porque, de la misma manera que la felicidad se encuentra en el camino hacia la felicidad, el triunfo se encuentra en el esforzado camino hacia esas victorias, pequeñas o grandes, que constituyen la vida natural de los campeones. El campeón es un corredor de marathon. No el que llega primero, sino todo aquel que la termina. La vida es una carrera de marathon, una prueba que sólo puede correrse con esfuerzo físico y mente determinada. La victoria es correrla. El triunfo es terminarla.

Ser campeón sirve para sentirse vivo.

UNA CUESTIÓN DE ACTITUD

"Eres lo que decides que quieres ser. Pero primero tienes que programar tu actitud, esa parte de la identidad que hace que tus reacciones automáticas vayan en un sentido determinado. Sólo cuando estas reacciones automáticas vayan en el sentido que tú has decidido serás lo que has decidido ser."

Esta fue la respuesta que un padre le escribió a su hijo de 18 años después que éste le mandara una carta desde la universidad en la que estaba estudiando, el fragmento más relevante de la cual era el siguiente:

"Fue en una avenida del centro de la ciudad. Andaba paseando con un amigo cuando, al cruzar un semáforo, vimos un personaje al volante de un coche deportivo descapotable vestido con ropa de marca, gorra deportiva espectacular, gafas de sol, música, sonriendo, dando acelerones de gas mientras pasábamos delante de él. Mi amigo y yo nos miramos.

-Menudo fantasma, este tío es un puro chuleta-, dije con cierta rabia.

-Me encanta su coche-, dijo mi amigo.

-Seguro que le ha tocado en una rifa-, dije con desprecio.

-Seguro que no, el tipo tiene pinta de winner-, dijo mi amigo.

La cosa quedó ahí, pero cuando llegué a la habitación reflexioné sobre el incidente.

Un winner... alguien sobre quién lancé un paquete de envidia negativa sin conocerle, simplemente porque él era algo que... ¿quizá me hubiera gustado ser a mí? ¿Quizá le odié por considerarle un provocador, una especie de demostración viva de mi propio fracaso? Mi amigo, en cambio, no tenía complejos y le tomó como modelo de comportamiento ("me encanta su coche", "tiene pinta de winner", es decir: "me gustaría ser como él")

Naturalmente, el tipo al volante no era ni un provocador ni un modelo de comportamiento. Era un desconocido. Fue nuestra actitud lo que le hizo a nuestros ojos una cosa u otra. Además, ni los ganadores son héroes ni los perdedores villanos. Una simple cuestión de actitud. De repente me quedó claro:

Mi amigo era un GANADOR

Yo era un PERDEDOR

Pero yo iba a cambiar esto."

GANADORES Y PERDEDORES

Un ganador es una mente que sabe dónde va y por qué. La mente guía.

Un ganador es un hábil conductor de su propio vehículo vital. Decide lo que hará, decide por donde pasará, decide que logrará. Como un pequeño universo en expansión, con la acción misma va creando su propio espacio.

No nada contra corriente. Utiliza la corriente para llegar a su destino. Está perpetuamente motivado, concentrado, entusiasmado. Es consciente de los obstáculos que se presentan y le divierte sortearlos con elegancia. Practica la ética y, si puede, la estética. Sabe perder batallas con una sonrisa. Analiza dónde se ha equivocado y no usa excusas o justificaciones o atribuye culpas a terceros. Simplemente guarda los errores cometidos en un cajón de la mente llamado "no repetir". Inmediatamente después de esto ya piensa en la próxima batalla. No ocupa su tiempo inquietado por lo que hacen los demás, a menos que sea para aprender algo.

Un perdedor es una mente superada por los acontecimientos. La mente tiembla.

Un perdedor basa su actitud en la constatación de que el mundo es injusto. Se lamenta de su eterna mala suerte. Intenta a veces conseguir objetivos irreales nadando contra corriente. No ve en el ganador un modelo a seguir sino un enemigo a destruir. Cuando pierde, ve en ello una confirmación de sus expectativas negativas (¿ves? ya lo sabía).

Un perdedor se distrae fácilmente, más preocupado con lo que consiguen los demás o en si alguien le está observando, que en su propia línea de actuación. Un éxito ajeno le mortifica profundamente porque lo interpreta inconscientemente como una provocación, una especie de demostración viva de su admitida incapacidad. "Jamás lo lograré", se dice a sí mismo. Y así es, efectivamente.

Los ganadores pueden resistir las derrotas. Los perdedores, menos.

Los perdedores suelen tener muchos amigos. Los ganadores, menos.

LA VIDA COMO ADVERSARIO

Para el campeón la vida no es un enemigo a batir pero sí un adversario al que someter con todos los respetos. La vida, como la naturaleza, es maravillosa e implacable y no tiene corazón. Aparentemente es con algunos generosa y benéfica y con otros terrible y cruel. En realidad, para nadie es siempre benéfica o siempre malévola; hay tiempos para todo, a veces va bien, a veces va mal; hay rachas de todas clases y acontecimientos inesperados que lo pueden cambiar todo; se puede estar más arriba o más abajo. Lo dijo el poeta: la vida es ondulada, la vie est ondoyante.

El campeón lleva las riendas. La vida relincha entre sus piernas pero es él quien cabalga y aprovecha el sentido de la marcha, que es un sendero más o menos marcado por el que llegar a las metas. Se puede cabalgar la vida (caballo ganador) o se puede ser cabalgado por ella (caballo perdedor).

Lo que no hace el campeón es abrir caminos inéditos. Los caminos ya están abiertos y son innumerables y aprovechables para todo mientras uno lleve las riendas. ¿Para qué entonces lanzarse al vacío de lo inexplorado? Es cierto que siempre hay iluminados que lo intentan y algunos históricamente lo han conseguido. Pero el campeón no es un héroe y no acostumbra a correr riesgos innecesarios. Se ha fijado un objetivo y navega hacia él con determinación y no necesariamente en línea recta.

La vida en el planeta Tierra es siempre la misma. Es la percepción individual de cada mente la que la hace distinta. Unos días parece inefable y gloriosa, otras pérfida y funesta. Es la inestabilidad extrema del cerebro humano, que filtra la información en un sentido u otro a menudo en función del resultado de sucesos personales, la que la presenta de una manera determinada. Una mente fuerte, inteligentemente autoprogramada, equilibra este fenómeno dentro de los límites de lo posible (hay que recordar que en el cerebro actúan también las emociones) y suaviza la relación con los acontecimientos.

La vida recompensa a los audaces, a los que marcan la línea de su propio destino, a los que saben a dónde van. La vida recompensa a los que están preparados para sufrir, para recibir a la adversidad sin rencor y con una sonrisa en los labios. La vida es amiga de los que se levantan en seguida cada vez que caen. La vida, la maravillosa vida, es amiga de los campeones.

GÉNERO INDÓMITO, GÉNERO GANADOR

El ser humano pertenece a una estirpe ganadora por naturaleza. Tanto es así que ha logrado conquistar y dominar todas las otras especies en un espacio de tiempo relativamente corto -en tiempo de evolución, naturalmente-, desarrollando una inteligencia abstracta que le ha permitido imaginar el futuro y convertirse en exactamente superior.

Para llegar hasta aquí, dos factores han resultado básicos: la asombrosa capacidad lentamente desarrollada de cuestionar sistemáticamente sus propios programas mentales biogenéticos y el carácter indómito que hace que, cuando todo está perdido o cuando algo parece imposible, no se rinda y continúe luchando hasta el final.

Los grandes descubrimientos científicos han sido obra de cerebros ganadores que fueron capaces de poner en duda razonable los grandes dogmas históricos producto de imposiciones religiosas o defensa de intereses de mentes perdedoras practicantes del inmovilismo, y al mismo tiempo seguir adelante a pesar de resultados negativos, de críticas o burlas, castigos y condenas y dificultades de todas índoles, sociales, políticas, económicas. Siempre adelante. (Cuando todo parece perdido el éxito está muy cerca, o: la parte más oscura de la noche es la que precede al alba) El progreso es el producto final del carácter ganador de la raza humana.

Hoy que la humanidad se enfrenta al terrible reto de la destrucción sostenida del planeta tierra debido al exceso de población y a la mala gestión de los recursos, hay que confiar en este carácter ganador de la mente humana. Habrá que trabajar mucho, porque es sabido que es más difícil conservar lo que se ha conseguido que su propia consecución. Habrá que juntar esfuerzos, que es otro de los conceptos que usa el cerebro ganador. Y habrá que marcar objetivos concretos, sobretodo a largo plazo. Pero se hará. A veces el cerebro humano necesita estar al borde del precipicio o que le apunten con una pistola para que se ponga a trabajar.

El reto es enorme. Pero la humanidad, en su historia, ya ha tenido retos de este calibre e incluso superiores. Y los ha superado. Por eso estamos aquí todavía.

Los triunfos del campeón:

ÁNGELES EN LA MENTE O POR QUÉ LOS CAMPEONES TIENEN SUERTE

Las actitudes son los programas mentales automáticos del cerebro que, juntos, configuran la personalidad humana a la que se le suele llamar carácter. Estos programas están formados invidualmente, por una parte resultado de la genética y otra fruto del aprendizaje, de la experiencia y de las interrelaciones con los demás. Las actitudes de una mente ganadora son los automatismos globales que conducen al éxito, y en este capítulo se exponen los más fundamentales (el cerebro humano alberga un sinfín de actitudes y subactitudes derivadas de las principales). Si ya se tienen pueden potenciarse y, si no, hay que implantarlas situándolas, si es posible, en el lugar que ocupaban las negativas. Ahora la neurociencia ha demostrado que esto es factible porque el cerebro es modificable con el pensamiento. El resultado de todo ello será un cambio del comportamiento en el sentido deseado. Cuando las actitudes son las correctas y van acompañadas del esfuerzo, la buena suerte es la consecuencia natural de todo ello.

EL MANEJO DE LA MENTE

El mejor de los músculos es la mente. La mayor fuerza está en la mente. Claro que la forma física de un campeón ha de ser perfecta: tanto si hablamos de deporte como de esfuerzo intelectual, de estrategia comercial o de actividad amorosa; de investigación científica, de actividad misionera, de finanzas o de exploración geográfica, la forma física idónea ha de ser el factor base sobre el que construir la herramienta de una mente poderosa.

Una mente de campeón entrenada posee como gran virtud la resistencia. La resistencia que hace que la mente esté siempre dominada y así poderla exponer al sufrimiento, manejarla en situaciones de presión extrema, con los acontecimientos en contra, sin apenas tiempo de reacción. Y resiste. Y le gusta. Y es la llave que abre la puerta de la gloria o simplemente de un trabajo bien hecho. Es la que marca la diferencia, la que hace que se pueda aplicar conocimiento bajo presión o bajo estrés o en situación límite, donde los demás ya se derrumban y abandonan.

El conductor de la mente es la voluntad. Una voluntad que viene de arriba porque siempre ha estado arriba y es más poderosa que la habilidad. Hay otras formas de referirse a ella: actitud, cabeza, mentalidad... Aprender a controlarla y manejarla es el camino indefectible hacia el éxito.

El trabajo de entrenamiento de la mente empieza con un proceso de interiorización, donde el yo individual y físico establece un diálogo con ese Yo superior o identidad suprema o personalidad individual al que en Occidente llamamos Voluntad, para aprender a conducirla, a manejarla, a gestionarla y a hacerla trabajar en el sentido de la marcha previsto. El caballo de la mente tiene una fuerza ilimitada y una proyección eterna. Hay que programar al jinete de la voluntad para que aprenda a manejar los recursos de este caballo celestial que ha todos nos ha sido dado.

OBJETIVOS

Para alcanzar un objetivo hay que tenerlo. Parece una verdad de perogrullo pero es que es así de sencillo. No se puede atrapar el viento.

Tener un objetivo, una meta, un nivel, cualquier cosa que se quiera alcanzar, sin embargo, no es tan fácil. Saber exactamente lo que uno quiere, definido de forma clara y precisa, el qué, el cuándo, el dónde... requiere reflexión y sobretodo un autoexamen profundo. Quién soy, a donde voy, por qué...

Un campeón sabe exactamente dónde va. Ha reflexionado, ha decidido, ha planificado, ha creado una estrategia y ha acotado los tiempos de realización. Puede haber modificaciones sobre la marcha, incluso desviaciones temporales, incluso algún paso atrás. Pero por el camino sigue concentrado, ineluctable. Visualiza el objetivo permanentemente, cerca de la obsesión.

La definición del objetivo es clarísima, tan simple que un niño pudiera comprenderla, conteniendo el mínimo de palabras y de conceptos. Preferiblemente sólo un concepto. Entonces, hay que darle una forma que permita visualizarlo: un dibujo, un icono, un logo, un slogan, un ideograma. Y preservarlo en ámbar mental. (ámbar: aquella savia que fluyó de algunas plantas millones de años atrás, que atrapó una hormiga o una abeja o una planta y que luego se polimerizó y solidificó hasta convertirse en un cristal transparente encapsulando seres de aquella época así preservados para la eternidad). Y será este objetivo en forma visual que se colocará en un lugar preferente de la mente (y de la estantería y de la pizarra de la cocina y de la mesa del despacho y de la bicicleta estática...)

La mente del campeón oculta este secreto: ver siempre por delante el simple objetivo y tener a la vez el profundo deseo de agarrarlo y trabajar sin pausa para que esto ocurra.

LA MISIÓN

"Parecía imposible. Parecía disparatado, nadie podía llevar a cabo tal cosa. Y, sin embargo, nos habían encargado esta misión a nuestro grupo. Hablé con los muchachos. Ya sé que tenemos muchas probabilidades de no regresar, ya sé que es más que peligroso -les dije-, pero nosotros somos de una madera diferente y si tenemos una oportunidad la vamos a aprovechar. La cuestión es que cuando hayamos salido ya no habrá marcha atrás. ¿Suicida? No lo es mientras hay una oportunidad. El que quiera retirarse puede hacerlo ahora. ¿Nadie? Lo sabía, somos raza ganadora, chicos, son cosas de nuestro destino."

Así fue o pudo ser tantas veces en la historia de gente valiente, ganadora, que arriesgó su vida o su status porque tenía que cumplir una misión, la que le encargaron sus jefes por un bien común superior o la que se encargaron ellos a sí mismos por otros o parecidos motivos.

Un campeón está siempre pendiente de cumplir una misión. Ganar un campeonato, internacionalizar una empresa, construir una escuela en Africa, vender un contrato importante. Al objetivo le llama misión, que es una palabra que contiene mucha más fuerza, con valor casi de símbolo. ¿Quién se vuelve atrás de una misión? Sólo hay un camino y es hacia adelante.

El subconsciente captura y almacena muy bien las palabras que tienen fuerza, que son como semillas que siempre van sacando brotes. La palabras son el martillo del pensamiento y sólo hay que pronunciarlas en voz alta repetidamente para que se claven en la conciencia. Una misión es un encargo que ha de ser cumplido. Está bien implícito en el sintagma de la palabra, y para la mente ganadora la vida no es más que una misión global repartida en emocionantes misiones puntuales.

PUNTO A PUNTO

Si uno mira todo el Everest desde el campamento base piensa que jamás podrá escalarlo y se queda en el campamento base. Si uno asume que va 15-40 en contra en el marcador y está a un juego de perder el set piensa que jamás ganará el partido de tennis y lo pierde. Si uno se para a pensar el hambre que hay en el mundo y la imposibilidad de satisfacerlo completamente cae en el desaliento y en la impotencia y no hace nada.

No funciona así la mente del campeón. Ha marcado el objetivo, ha planificado la acción, ha decidido la estrategia. Pero, a partir de ahí, sólo le interesa el paso siguiente, en el que concentra toda su energía y técnica para vencer. Durante la acción borra el pasado, por inmediato que sea y haya ocurrido lo que haya ocurrido. A partir de ahora sólo existe el presente. Siendo dueño total de este presente llegará al siguiente presente, que era el futuro inmediato. No existe pasado. No existe futuro global. Sólo el ahora, lo que hay que hacer ahora y cómo hay que hacerlo. Después de este ahora, habrá otro ahora. Y otro. Y otro.

Punto a punto ganará el partido. Roca a roca escalará el Everest. Boca a boca podrá terminarse el hambre en el mundo el día que muchos campeones obliguen a los políticos a distribuir los alimentos racionalmente.

Trabajo. Sólo trabajo. El de cada día, el de todos los días, el que hace que el campeón y su mundo avancen.

Reducir la magnitud del gran reto a un nivel superable es fácil cuando se divide la tarea en minúsculos apartados, cada uno superable, y que sucesivos en el tiempo acaban conformando la victoria sobre la gran magnitud. Comprender esto es darse cuenta que el campeón no es ningún ser sobrehumano que lucha con gigantes a pecho descubierto, sino un pequeño roedor que, mordisco a mordisco, acaba devorando la enorme presa del objetivo propuesto. Esto es cierto en un partido de tennis, pero todavía lo es más en el enorme partido que es el día a día de la vida de una persona de nuestro tiempo.

DETERMINACIÓN

Es la mayor cualidad intrínseca del campeón. Mucho mejor que la habilidad (que se le supone), mucho mejor que el talento (que se le supone), mucho mejor que el entrenamiento (que se le supone).

La determinación y la voluntad no son la misma cosa. La voluntad puede ser muy poderosa pero es teórica, mientras que la determinación es el eficaz instrumento práctico de aquella. La determinación es la capacidad de, no sólo superar los obstáculos que se van presentando de camino hacia el éxito, sino de desearlos, de manipularlos modificando su energía hacia la banda positiva del espectro, convirtiéndolos en oportunidades susceptibles de ser aprovechadas para el propio fin.

Es obvio que esta cualidad debe implementarse desde la inteligencia. Sobra decir que el ganador se enfrentará sin duda a tremendos obstáculos pero aprenderá a sortearlos, saltarlos o eludirlos. Darse de cabeza contra el mismo muro repetidas veces no es determinación sino ciega obcecación. Ser determinante significa resolver a tu favor, actuar dentro del aquí y del ahora: hago el zumo de naranja aquí, me lo tomo ahora (y limpio la exprimidora inmediatamente).

Querer significa fijar los términos de un objetivo y determinar significa atreverse a llevarlos a la práctica en seguida. La diferencia fundamental entre el campeón y el resto de los mortales estriba en el hecho que aquél, una vez establecidos objetivos y estrategia, practicará de inmediato sin volver a plantearse la eventual viabilidad de los términos ni sus posibilidades de éxito. Porque una vez determinada la acción, especulaciones ulteriores o análisis de viabilidades sobre la marcha suelen resultar negativos, introduciendo dudas, llevando a errores, ralentizando la ejecución.

El atrevimiento es la fase final ejecutiva de la acción determinante.

-Bueno, lo hice porque no sabía que era imposible –dijo un campeón.

SISTEMA

El azar no existe. Todo efecto o resultado obedece a una combinación de causas que lo acaban materializando inexorablemente. Habitualmente, la magnitud de causas que convergen para producir un efecto final es de tal volumen y naturaleza que resultan inidentificables e inabarcables. A este desconocimiento lo llamamos azar.

Para combatir el puro azar, el ganador utiliza el sistema. El sistema trata de ordenar hasta donde puede aquello que el azar disgrega por el mero efecto de la entropía. El sistema, o el método, sigue moviéndose en las conocidas tesis descartianas: admitir como verídico aquello que se tiene claro porque no hay motivos para ponerlo en duda; micronizar el problema en tantas partes como sea posible para resolverlas después individualmente; ir de lo simple a lo complejo; revisar regularmente lo que se ha hecho.

Quizás de todas ellas, la más importante resulte la capacidad de descomponer una dificultad en partes para irlas resolviendo de una en una. Algunos políticos y gestores de acontecimientos son hábiles aplicando este principio, que es en definitiva la única forma de avanzar en un mundo cada vez más complejo y con más gente.

A más sistema, más resultado. El campeón lo sabe y evita confiar en la fortuna. La fortuna y la casualidad existen, pero las probabilidades son tan escasas que sólo los perdedores acuden a ellas en espera de solución o victoria sobre los elementos de la vida. Y de esta manera siempre llegan a un mismo resultado: la vida es injusta. Por otra parte la fortuna inesperada o casual es volátil y, del mismo modo que llega, se va, llevándose normalmente mucho más de lo que había traído.

El sistema del campeón es propio. No original ni inédito, sino propio. Generalmente confeccionado a partir de la inspiración de modelos con los cuales ha acabado elaborando y perfeccionando uno que cada día será más suyo, con más estilo, con más detalles y sutilezas, con más personalidad inconfundible y carácter individual.

IMAGINACIÓN

Bella, benéfica y útil cualidad de campeón. Es muy probable que bajo el encantamiento producido por la contemplación del fuego en las noches de hace medio millón de años, el ser humano empezara a imaginar, entendiendo por ello una capacidad de construir mentalmente aquello que materialmente todavía no existía. El músculo de la mente asomaba como recurso último de supervivencia.

Todo aquel que pretende conseguir logros, tanto materiales como de indentidad, ha de tener un sistema imaginativo accesible y sin limitaciones. El campeón es un experto en construcciones imaginativas que no sólo tranquilizan su mente porque le colocan cuando quiere en un mundo mágico y deseado, sino que le hacen prever el futuro hacia el que encamina su actividad y le facilitan la elección del camino.

La imaginación ha de estar naturalmente equilibrada con la realidad (de noche sueñas tus metas, de día trabajas para alcanzarlas) para ser efectiva. El campeón es imaginativo y trabajador, y de esta combinación llegan los logros. La imaginación positiva es el instrumento de las mentes ganadoras.

Y también es el instrumento decisivo en situaciones de crisis. Cuenta la leyenda que en la Edad Media, un hombre había sido acusado injustamente del asesinato de su mujer, que de hecho había perpetrado un personaje de alta posición en la Corte que había elegido al marido como chivo expiatorio. El juez estaba compinchado con este personaje y, para dar al juicio un imagen de honorabilidad, propuso al acusado que eligiera entre dos papeles doblados, en uno de los cuales figuraba la palabra "inocente" y en el otro la palabra "culpable". Así sería la mano de Dios la que iba a decidir su destino. Naturalmente en los dos papeles figuraba la palabra "culpable", y el hombre así lo intuyó en seguida. Entonces cogió uno de los papeles y se lo tragó. Todo el mundo quedó sorprendido.

-¿Por qué has hecho eso? –preguntó el juez.

-Porque ahora, mirando el otro papel sabremos lo que ponía el que me he tragado –contestó el hombre.

El juez no tuvo más remedio que declarar inocente al hombre y liberarlo. En momentos de crisis, sólo la imaginación es más importante que el conocimiento, dijo Albert Einsten.

TALENTO

Es esa maravillosa capacidad para hacer fácilmente y bien algo específico es decir, como si se hubiera nacido sólo para hacer esto; un sexto sentido que impulsa el alma hacia adelante y permite obtener éxito sin esfuerzo o al menos sin esfuerzo aparente.

No se puede tener talento para todo. No se puede aprender a tener talento.

Se nace con él o se desarrolla dentro de los cinco primeros años de vida, quizá influido por casuales o voluntarios estímulos desplegados en el entorno del niño que amplian su red neuronal en un sentido concreto. Sus habilidades le conducirían después al interés, que no es una forma de inteligencia racional sino emocional, y por consiguiente no depende necesariamente de la capacidad intelectiva consciente.

Esta dosis de talento hace que el campeón esté casi siempre un pasito por delante de sus competidores; una capacidad de anticipación intuitiva que desmarca, que replica, que remata. Es estar a gusto donde los demás no están, llegar un poco más lejos del punto donde los demás renuncian, persistir ante lo aparentemente imposible. Hacer fácilmente lo que es difícil. Conquistar de manera natural lo que a los demás les cuesta un mundo de trabajo y sudor.

No se sabe si el talento es genético, preeducacional o un soplo angélico aprendido en otra existencia inmemorial. O si, como afirman los lamas, es la capacidad de conectarse con esa sabiduría universal y cósmica que, como prana de la mente, se halla alrededor de nosostros y en todas partes.

¿Por qué Mozart está tocado por el talento y Salieri no?

Pero el talento por sí solo no hace un ganador. La determinación, el trabajo, la ilusión, el ejercicio sistemático, la perseverancia, la estrategia deben acompañarlo. Así que los que no tienen especial talento para algo podrán suplir su falta con una dosis extra de estas cualidades. Nada es imposible para nadie.

ATENCIÓN

Podría considerarse como un filtro que tiene la percepción para bloquear los elementos informativos irrelevantes (ambientales, generales) dejando pasar sólo los que le interesan. Después de la atención llegará la concentración sobre los elementos elegidos. Así pues es un mecanismo que regula los procesos cognitivos, y como tal importante para la construcción e implementación de programas sugestológicos y sofrónicos de la mente ganadora.

Una atención concreta se consigue con estímulos perfectamente estipulados (caso de la publicidad) y depende fundamentalmente del formato y potencia del estímulo, de si contiene cambios súbitos y sorpresivos, de su tamaño y de la cantidad de veces que es repetido. Por regla general, la atención

humana habitual sostenida se ha medido en 6 segundos. Una atención ejercitada llega a un máximo de 24 segundos y la concentración subsiguiente dedicada a una tarea concreta suele alargarse sobre unos 20 minutos.

La atención puede clasificarse en pasiva (la que es atraída sin esfuerzo), activa e involuntaria (orientada automáticamente por una percepción) y activa y voluntaria (o deliberada) que es la que aprende y practica la mente ganadora orientándola y proyectándola como acto consciente.

Mantener la atención deliberada sobre un objetivo deseado e ilusionante libera dopamina, que es una hormona y neurotransmisor asociada al placer del cerebro (sentimiento de gozo y refuerzo de la motivación). Si el objeto de deseo de la atención es a corto plazo se producirá una liberación súbita de dopamina que cesará a continuación y la motivación caerá en seguida, mientras que si es a largo plazo la liberación se producirá de forma lenta y continuada, manteniendo la ilusión y el gozo por el proyecto (es decir, la motivación) a través de largos espacios de tiempo. Los proyectos dan vida y la felicidad podría andar por estos vericuetos según dicen.

CONCENTRACIÓN

Es la cualidad que le permite al campeón dedicar todo el esfuerzo mental al tema que le ocupa, dejando las otras funciones en una especie de stand by autoregulado que no ocupa lugar en la mente durante este tiempo.

Concentración significa ser dueño de la propia mente, saber por qué se está pensando de una manera determinada y no de otra. Saber cerrar la mente a pensamientos obsesionantes o destructivos; decidir qué pensar y por qué. El control de la mente, así como el de cualquier instrumento o máquina, consistiría en ponerla a funcionar cuando la voluntad lo decidiera, regular su velocidad y su dirección, detenerla cuando fuera preciso.

Para ilustrar el funcionamiento de la concentración podemos usar la siguiente figura: si contra una cartulina apretamos la maza de un mortero es obvio que no lograremos agujerearla, puesto que la fuerza que ejercemos queda muy distribuida sobre la superficie. Por el contrario, si usamos un punzón afilado la penetraremos con toda facilidad, ya que toda la fuerza se aplica sobre un solo punto muy reducido. Así funciona la concentración: toda la fuerza de una voluntad, de un pensamiento concreto, se ejerce sobre un único objetivo puntual. El mundo queda reducido a un solo espacio y a un solo tiempo.

En tennis es enormemente habitual la siguiente situación: el jugador que saca ha perdido los tres últimos juegos y va cero-cuarenta. Parece que el que resta va a conseguir el break. Sin embargo, el que saca gana los siguientes tres puntos y empata a cuarenta. ¿Qué ha sucedido? Pues que el restador ya daba el juego por ganado (tenía tres oportunidades) y ha perdido concentración. El sacador, al contrario, se ha concentrado exhaustivamente en los siguientes tres puntos y ha ganado los tres.

En palabras de un mítico escalador ítalo-alemán: "Entonces, cuando empiezo a escalar, especialmente cuando estoy en una pared grande, sea cual fuere la dificultad, estoy tan concentrado que no existe nada más; sólo unos pocos metros de pared de la que cuelgo y por la que asciendo; y en esa concentración todo parece muy lógico. Ya no hay peligro. El peligro se desvanece. La concentración es absoluta".

FORMA FÍSICA

Es interesante que la instalación de cualquier programa mental de pautas de comportamiento o de consecución de objetivos materiales se realice sobre un sujeto en buen estado de forma física. Un cuerpo en forma es el soporte ideal para una mente poderosa: mens sana in corpore sano. En realidad, para cualquier cosa de la vida es interesante encontrarse en buena forma física, y es indudable que éste es el caso de un campeón deportivo de élite que se halla sometido a un programa permanente de preparación y entrenamiento adecuado a su edad, a su deporte, a sus características físicas y a su mentalidad. Así se mantiene competente en su oficio, a la altura de sus contrincantes. Un campeón está en estado de forma soberbio, en cualquier caso.

Esta idea es aplicable a cualquier persona y cualquier edad, siempre que la adecuación sea la correcta. Con veinte años se puede jugar un partido de fútbol cada día; con treinta al padel tres veces por semana; con cuarenta se puede nadar y hacer footing; con cincuenta Tai-Chi y golf; con sesenta andar unos kilómetros cada día...y así sucesivamente. Un ejercicio adaptado a la edad y a las condiciones de cada sujeto puede (debe) practicarse indefinidamente, tanto para la salud del cuerpo como para la de la mente.

Partiendo de esta base física, el individuo está preparado para iniciar cualquier misión autoimpuesta: conseguir un objetivo definido a partir de la mentalización y el trabajo. Sea hacer un viaje, someterse a una operación quirúrgica, correr un Rally o acceder a un nuevo puesto de trabajo, la forma física será el soporte donde implementar un buen plan de mentalización y esfuerzo. Sin embargo hay que tener en cuenta un hecho importante: si se trata de un sujeto que nunca ha practicado deporte y tiene ya cierta edad no debe empezar ahora, de repente, a menos que esté bajo la estricta supervisión de un preparador físico que adecue unos ejercicios mínimos a su edad y condiciones.

ANTICIPACIÓN

La mente se sitúa un tiempo por delante de la acción y ésa es la ventaja frente al adversario, tanto si es un personaje como una abstracción o la vida misma. Décimas, centésimas antes de lo esperado, golpea la pelota o emite una réplica o reacciona ante el acontecimiento. Esto quita tiempo a la parte adversaria, que recibe la reacción antes de lo previsto y dispone por tanto de menos tiempo para pensar y reaccionar.

En un partido de tennis el campeón ha dejado de golpear la bola como se había hecho siempre: cuando después del bote ésta alcanzaba el punto de máxima altura. Ahora se mete en la pista, va al encuentro de la pelota y la golpea antes de que alcance este punto, y la devuelve quitándole al adversario unas centésimas preciosas que necesitaba para recolocarse en la pista, para decidir el siguiente golpeo.

El efecto anticipativo es característico de personas jóvenes y llenas de energía y hay que reconducirlo para evitar su dispersión, lo que se puede lograr entrenando la capacidad de concentración y la aplicación de la energía sobre un punto, sobre un tema o sobre una meta lo más concretos posible.

Popularmente, al efecto anticipativo se le llama "tener reflejos". Hay que tener reflejos para evitar un accidente de tráfico, para escaparse de una situación apurada en una negociación, para devolver un saque de tennis que llega a doscientos por hora y para cerrar una venta con un cliente indeciso.

Esta chispa permite adivinar, centésimas antes, por dónde llegará la pelota o la pregunta o el accidente.

La capacidad de anticiparse es frecuentemente decisiva en la victoria y hace que el adversario (si lo hay) vaya siempre a remolque o a la defensiva es decir, le quita la iniciativa de la acción y le obliga a réplicas al límite, corriendo detrás, sintiendo inferioridad. El que lleva la iniciativa es el que tiene la moral de triunfo y su victoria está cantada.

INNOVACIÓN

Una de las características más sorprendentes de un campeón es su innata y automática capacidad de innovar. Algo que parece estar siempre asociado a la mente ganadora que le permite, sin proponérselo, crear un estilo propio e inconfundible de hacer las cosas. No se trata de inventar nada nuevo, sino de hacer lo de siempre de una manera personal y más efectiva.

Un campeón de tennis golpeaba con rosca hacia arriba de modo que la pelota cogía una parábola para pasar la red y luego caía de repente, tocaba el suelo dentro de la pista y tomaba un efecto envenenado que obligaba al adversario a golpear muy arriba y devolver con dificultad. Un campeón de las finanzas implementó en la India un sistema de microcrédito al que accedían personas sin trabajo que pasaban a ser autónomas para desarrollar un pequeño negocio muy local. Un campeón de la ecología desarrolló un método de transformar las terrazas y los tejados de las casas y edificios de la ciudad en terrenos verdes donde crecían flores y árboles.

La reinterpretación de viejos esquemas para un rendimiento nuevo es el valor añadido que proviene de la mente ganadora, de la mente generadora de nuevas sinergias, que marca su propio destino y ayuda al mundo a progresar. El valor añadido se instaura o se lanza entonces sobre el viejo océano de la rutina, y el conjunto adquiere de repente un sentido nuevo y es meollo de oportunidades y retos renovados. El ganador no ha cambiado nada: tan sólo lo ha mejorado.

A veces, y aunque parezca mentira, el valor añadido puede ser negativo. Se trata en este caso de restar lo que no es bueno y presentarlo como una innovación (café SIN cafeína, chicle SIN azúcar, galletas SIN gluten...) Este prodigioso invento del marketing moderno fue en su día extremamente innovador (en un brain-storming alguien dijo: "¿Por qué en lugar de buscar valores añadidos a los productos no buscamos valores suprimidos de los productos?")

La innovación acostumbra a ser una simple renovación que tiene lugar por el aporte de nueva información. Es un ejercicio sencillo de la mente ganadora que consiste en contemplar lo mismo de siempre desde un punto de vista distinto (¿Qué pensaría yo de esto si fuera marciano?)

INTUICIÓN

Esta rara capacidad de la mente humana para a veces percibir y entender de forma clara e instantánea una idea o verdad o prever un incidente o hecho futuro sin proceso alguno de razonamiento la conoce todo el mundo, aunque pocos la admiten como herramienta seria de trabajo, otros la reconocen pero como poco fiable y otros niegan incluso su existencia real.

Hay quien piensa que, del mismo modo que un cardumen de peces actúa con conciencia colectiva y reacciona como un todo compacto a estímulos externos, la especie humana puede disponer de una conexión con una especie de conciencia universal sabia que acumula conocimientos grupales, culturales, experiencias y acontecimientos históricos, a la que se accedería a través del plano subconsciente de la mente: habitualmente de modo involuntario (pienso de repente en una persona que no he visto en mucho tiempo y al poco me encuentro con ella), y voluntariamente a través de los métodos conocidos de acceso al subconsciente como el ensimismamiento, la meditación, el duerme-vela, o el hipnotismo. O quizá la mera identidad individual sea un acumulador genético formado a partir de entornos culturales colectivos, como una nación, del que se pueden extraer mentalizaciones con información y datos. O quizá los signos semióticos de segundo plano hayan formado un fondo que extrapola los bits de información y emite de vez en cuando inesperadas conclusiones. O quizá una combinación de todas estas posibilidades.

El plano consciente del entendimiento, por sí solo, no tiene capacidad para comprender muchos conceptos trascendentales: la existencia de Dios, el sentido del universo, la extrema fragilidad del ser, la vida después de la muerte... y se queda perplejo ante ellos. Pero luego surgen, de las profundidades subconscientes e inconscientes, pensamientos completamente formados que dan respuestas totalmente por el exterior de la razón, a veces muy claras e iluminadoras, no demostrables, pero que para la mente que los recibe son la expresión de la verdad absoluta sin que pueda explicarse por qué. La innata capacidad de distinguir el bien del mal, sin ir más lejos. El caso es que, sin que medie forma alguna de razón o lógica, la mente es penetrada por un suministro de información sorprendente, rápido y eficaz.

Otras veces el sistema no opera. Sea como fuere, la intuición es un músculo más de la mente y como tal puede ejercitarse y desarrollarse, y así lo hará el campeón como parte de su training mental (ver automatismos).

La intuición puede ser educada y sistematizada (si bien como en todo lo humano no se pueda garantizar un funcionamiento sin fallos) potenciándola de manera que se sinergie con el resto de las funciones mentales.

Muchas de las grandes jugadas del campeón han sido puramente intuitivas, como dictadas por un ente superior que de repente asume el mando de los controles. O cuando un compositor, un escritor o un científico son penetrados súbitamente por una inspiración superior que parece que les ordene actuaciones extemporáneas, y al final su mente consciente y analítica contempla el resultado con una mezcla de satisfacción y asombro.

Navegando en alta mar un verano en su velero de doce metros con brisa suave y mar como un espejo H., que estaba medio adormilado en la cabina, sintió de repente la necesidad urgente de subir a cubierta. Echó una mirada circular y quedó pasmado. A unos cien metros por la proa había una persona nadando que le hacía señales.

Cuando llegó hasta ella y la sacó del agua, se dio cuenta que estaba al límite de sus fuerzas. "Sabía que vendrías" dijo ella sonriéndole, y luego se desmayó. Era una suicida (arrepentida) que cuatro horas antes se había tirado al agua desde la cubierta de un crucero. H. la recuperó, la cuidó, la escuchó cuando ella llorando le explicó por qué había intentado suicidarse y ocho días después, ya en tierra, la llevó al hospital para que la examinaran. La chica estaba fresca como una rosa y parecía más feliz que nunca. Un año más tarde, estos dos se casaron. Y siempre se reían mucho cuando, inopinadamente, alguien preguntaba:

-Y ustedes dos, ¿cómo se conocieron?

CREATIVIDAD

Este concepto perfectamente intrínseco de la mente humana no es, como comunmente se cree, la capacidad de inventar cosas más o menos originales. Hay que borrar esta idea. Creatividad es la cualidad de la mente que nos permite elaborar oportunidades, poner asuntos en marcha, fabricar nuestra suerte. Para las ideas originales se usa el ingenio, que es una capacidad totalmente distinta y a veces sin ninguna relación con la creatividad. La creatividad es una fuerza netamente superior, propia de mentes ganadoras.

Un campeón está en estado de creatividad permanente puesto que para ganar hay que tener las puertas de la mente bien abiertas. Un campeón huirá de cualquier forma de discurso elaborado a partir de la cólera y tendrá en fabricación constante uno basado en la esperanza y la ilusión. Los ganadores sonríen; no sólo cuando ya han ganado (en la vida, por suerte, nunca se acaba de ganar o perder del todo) sino antes, durante y al terminar la acción.

¿Qué significa tener la mente abierta? Es lo contrario de poner peros, de mostrarse crítico; es lo contrario de la intolerancia, del dogmatismo. Los que tienen la mente abierta escuchan más que hablan. Preguntan. Observan. Tocan. Son receptivos. Nunca tienen "la" respuesta definitiva a nada. Porque los que la tienen ya han cerrado su mente a cualquier otra posibilidad. El que duda es probablemente el que tiene razón. La mente abierta siempre pide más: más información, más conocimiento, más sabiduría.

La creatividad sirve para solucionar problemas de todas clases, y es una de las artes más interesantes que en la vida se pueden tener. Los perdedores acostumbran a entrar en pánico ante un problema pequeño (o grande) y, si lo intentan solucionar, lo hacen con la primera idea que les viene a la cabeza, que generalmente es la más inaudita o la más insensata.

La creatividad sirve para desarrollar un conjunto de alternativas entre las que escoger la mejor solución: el llamado Pensamiento Lateral, una forma de despojarse de los convencionalismos adquiridos, de las ideas previamente supuestas y de los viejos automatismos jamás discutidos para llegar a una mirada oblicua (y por tanto novedosa) de la misma realidad de siempre. Una mente campeona entrenada puede adoptar esta técnica cuando una situación lo requiere, como cuando a una máquina se le conecta el turbo para lograr un mayor rendimiento.

SERENIDAD

Se podría decir que es una especie de equilibrio entre la inteligencia y la emoción, que dispensa tranquilidad y seguridad en uno mismo e influye en relajar el ambiente de alrededor. ¿Cómo se accede a este estado? Dicen que sabiendo quién es uno, teniendo la mente instalada en el presente y no deseando lo que no es propio. Entonces dejan de haber reacciones inesperadas, súbitas o automáticas, a agresiones o provocaciones exteriores: la serenidad obvia la intemperancia, el lamento o el contraataque. Serenamente se pone en marcha, cuando es necesario (y cada vez lo es menos), una reacción ponderada: medida y calculada.

Esta cualidad del campeón, tan opuesta al nerviosismo y al pánico, le permite ver las cosas desde una óptica privilegiada: la que deja pensar y por tanto utilizar todos los recursos de los que se dispone, no obtaculizados por ningún tipo de histeria ni prejuicio. La serenidad facilita la risa y la sonrisa, que son los grandes instrumentos de la energía positiva. La serenidad es sólo un superávit de energía positiva en el individuo.

Uno de los estupendos modos de llegar a la serenidad es cultivar el sentido del humor y reír a menudo. Se atribuye a la carcajada el poder de liberar nuestro organismo de la energía negativa (acumulada por angustias, conflictos y malas noticias), porque el córtex cerebral libera impulsos eléctricos negativos -un segundo después de empezar a reír- en forma de endomorfinas, que son substancias químicas producidas por el propio organismo: péptidos (pequeñas proteínas) derivados de un precursor producido a nivel de la hipófisis, que es una glándula pequeña localizada en la base del cerebro.

Las filosofías y religiones orientales hablan mucho de cómo llegar a la serenidad e instalarla en la mente. La meditación trascendental, el zen y las filosofías hinduistas y budistas que tienen al Buda como gran icono de la serenidad son un buen ejemplo, y sus doctrinas son auténticos manuales en este sentido. La serenidad del campeón puede ejercitarse y desarrollarse, como tantas otras cualidades, a partir del músculo mental.

VALIENTE

¿Quién es valiente? ¿El que no tiene miedo? ¿El que tiene miedo pero se lo aguanta? ¿Alguien que ha nacido con corazón de león? ¿Un metabolismo con exceso de testosterona? ¿Una mente con sobrecarga de adrenalina? ¿Alguien que actúa sin pensar?

El ganador es valiente pero no imprudente. Es alguien que no tiene miedo de actuar cuando es el momento y pasa a la acción sin dudarlo, y a eso se le puede llamar encarar el futuro sin dilación. Para el perdedor el futuro es un espacio de materialización positiva imposible que le causa pánico y pavor. Para el dudoso o timorato es el miedo a lo desconocido; para el campeón es una nueva y estupenda oportunidad. La vida es una sucesión de oportunidades, piensa, y cuando lo ve claro pasa a la acción.

¡Cuántas oportunidades excelentes se acaban perdiendo por la duda, por el miedo escénico, por comodidad o pereza! Hay que asumir los riesgos, es cierto, y nada de seguro hay en esta vida sometida a las leyes de la física. Pero quien no echa a andar no llega a ninguna parte, y es mejor actuar y equivocarse que mantenerse en la pasividad, porque los errores se pueden corregir o se puede aprender de ellos, mientras que de la inacción no surge jamás nada. Mejor posponerlo. Y el tiempo va pasando.

El músculo de la mente del campeón será entrenado para desarrollar la valentía, esa increíble capacidad humana de escalar montañas, sumergirse en los océanos, afrontar incertidumbres futuras o pedirle a una chica que se case con uno. Es tan fácil ser valiente, piensa el ganador, que casi da risa. La técnica es sencilla: si tienes miedo de hacerlo, hazlo ahora. Con la acción, el miedo se desvanece como el humo.

BUENAS SENSACIONES

Hay días, hay momentos en que los campeones, sin poder explicar por qué, tienen buenas sensaciones. Es un sentimiento optimista, una especie de armonización de la mente con el entorno y con la naturaleza de la vida misma. Es una integración con la energía del cosmos, una coordinación con los biorritmos de la tierra, un aprovechamiento de las fuerza telúricas que irradian del corazón del planeta... quién sabe. Pero para el que lo siente está muy claro porque lo que antes eran olas que rompían sobre uno, ahora es uno que se desliza por encima de olas.

Cuando la mente está abierta, positiva y creativa, absorbe energías y se sincroniza con ellas. Tal vez no siempre sea así. Hay días en que las isóbaras magnéticas andan revueltas y las olas rompen sobre uno aunque la actitud sea positiva y abierta. Ese día será mejor abstenerse de navegar por la vida, si es que se puede evitar, o reducir la actividad a mínimos. Pero cuando se tienen buenas sensaciones se entra fácilmente en una racha, que es una continuidad de sucesos benéficos y victorias sorpresivas que a veces parece no tener fin.

Un esquiador con buenas sensaciones logra tal integración con la nieve que parece que sea toda la montaña la que se mueve debajo de sus esquís etéreos. Un nadador con buenas sensaciones no lucha con el agua sino que se desliza por una especie de túnel que las aguas forman apartándose a su paso. Las buenas sensaciones te hacen sentir que muy pronto vas a tener novio, que tu vida avanzará de golpe tres pasos, que ahí va a estar el cromo que te faltaba para la colección y así ocurre efectivamente. Estupendas sintonías.

El campeón trabaja para crear estas buenas sensaciones: qué sencillo resulta mantenerse de pié en la cubierta de un barco pequeño cuando se ha aprendido a anticipar los movimientos del mar. Pero para que esto sea así ha habido un importante trabajo anterior continuado que ha familiarizado al ganador con el medio. Le preguntaban a un cazador cómo lograba sorprender un conejo, que es un animal que se esconde al más mínimo ruido de presencia humana:

LA SUERTE DE LOS CAMPEONES

¿Quién no ha oído hablar de eso? Pues resulta que a la suerte le gustan los campeones, que son los que no creen en la suerte, y por eso la suerte está con ellos para hacerse reconocer.

La mayoría de la gente cree que la suerte existe, pero que no está de su lado. ¿Cómo atraerla, entonces? ¿Deseando suerte? ¿Haciendo que te deseen suerte? ¿Cruzando los dedos? ¿Adquiriendo un talismán? ¿Comprando un número de lotería terminado en la fecha en que te casaste? No, eso no funciona así. Eso es lo que hacen los perdedores, nuestros numerosos amigos con mente de signo negativo.

Sólo pensando, actuando, trabajando o jugando como si la suerte no existiera podrá ésta aparecer, porque entonces se habrá creado un hueco mental que la suerte intentará rellenar (de otro modo la suerte no podría penetrar porque el hueco estaría lleno con las demandas de suerte). Pero incluso las rachas de mala suerte han de ser ignoradas porque luego, al cabo de un tiempo, una racha de buena suerte la acabará compensando, a veces incluso de manera muy superior. Es como jugar al rojo y al negro: si el negro ha salido quince veces seguidas, pronto va a empezar a salir el rojo de modo intensivo durante bastante tiempo. Empezar un campeonato perdiendo unos juegos por increíble mala suerte es a veces un signo positivo de acabar ganándolo.

Cuanto más fuerte es el equipo, más suerte tiene. Cuanto más descarado es el jugador, cuanto más preparado está el examinado, cuanto más innovador es el artista, más suerte va a tener. La suerte va a manifestarse como esta puntilla final que hace que la balanza se decante definitivamente de un lado.

U otro de tipo suerte que no llegará de golpe, sino colándose continuamente como un fluido que va llenando espacios y acontecimientos, lentamente, día a día, hasta llegar a configurar un ganador permanente. Capturada de un espacio mental universal donde se almacena la energía positiva. Aspirada de las zonas de acumulación de positrones de la fluctuación cuántica... da lo mismo cómo queramos llamarlo. Si la suerte es una fuerza, sólo se dirigirá hacia los espacios creados por quienes no la demandan, tratando de reequilibrar los vasos comunicantes.

Y además, por ser una flor tan deseada, sólo ignorándola completamente ella podrá acabar decidiéndose a venir tras de ti.

FAIR PLAY

Sea en política, deporte, economía de mercado o arte la actitud soberana se llama fair-play. Puede que muchos crean que no está de moda o que practicándolo no se va a ninguna parte, pero el ganador sabe que esta actitud es la clave para consolidarse y ocupar un podio estable de respeto y dignidad. El que gana en base a subterfugios, picaresca y trucos es un campeón efímero y pronto será derribado.

Juega limpio porque piensa que la vida sin ética, sin comportamiento leal, no tiene sentido y es aburrida. Cualquier idiota puede ganar un día dopándose, haciendo trampas o aprovechándose de las circunstancias, y eso no le interesa a un ganador, que quiere serlo con merecimiento total y sobre unas bases impolutas y por mucho tiempo. La humilde soberanía es su doctrina.

El campeón juega siempre para ganar y nunca se rinde a los fuertes ni condesciende con los débiles. Si pierde acepta la derrota con elegancia y con dignidad. Felicita al ganador. Ha acatado las reglas y por eso mismo acata el resultado. Sea cual sea éste, mantiene un respeto profundo por adversarios, competidores, colaboradores, clientes o espectadores, que están ahí como piezas activas del mecanismo global que le permite alcanzar el éxito. A todos ellos les está agradecido.

Rechaza la violencia, el doping, el racismo, la corrupción y las drogas y los denuncia.

Fair-play es trabajar o jugar disfrutando, elevándose por encima de la mierda del mundo, saliendo adelante sin quemar la tierra para nadie. Fair-play es escalar puestos sin pisotear, manteniendo la finura del regate y el peso específico de los méritos propios. Fair-play es mantener la posición elegante cuando arrecian los ataques histéricos y violentos, los lamentos y las excusas, cuando parece que el entorno se desploma presa del pánico y de la frustración. Fair-play es ayudar a los demás a ser campeones, a no desear la derrota a nadie.

MÚSICA

Una intervención benéfica, relajante, que eleva la moral y el gusto por la vida la tiene la música, cierto tipo de música, sobre el sistema nervioso central del ser humano. Contribuye eficazmente a la liberación de endomorfinas, esas ya mencionadas substancias que en el cerebro producen sensación de bienestar y optimismo y estimulan la satisfacción existencial y aumentan el nivel de neurotransmisores naturales como la dopamina.

La música, cierto tipo de música, abre la mente, reconcilia con la vida y crea expectativa de futuro. Es el arte social más excelso, común a todas las sociedades humanas, relatado siempre a experiencias positivas, ceremonias y celebraciones. Es un medio didáctico y nemotécnico y tiene la divina virtud de envolver los mensajes en una cáscara de amor y armonía que los hace inolvidables.

Cierto tipo de música significa aquella que es capaz de armonizar los hemisferios izquierdo y derecho del cerebro, que es el caso de la música lírica cuyo mayor (que ni mucho menos único) exponente sería Mozart, que serena, que actúa sobre la imaginación y el subconsciente y estimula la receptividad y la percepción derribando las barreras negativas de autoprotección con las que la moderna educación dota al individuo.

La música lírica es de extrema utilidad como herramienta de apoyo en la instalación de los programas sugestológicos y sofrónicos del campeón porque actúa como un catalizador de la energía psíquica y la relaciona con la emoción, reforzando la memoria a largo plazo. Otro tipo de música más difícilmente adecuable, como la vocal, es la que a través de las palabras tiende a despertar imágenes o emociones concretas en la mente del oyente (ejemplo: el aria "Nessun dorma" de Turandot de Giacomo Puccini). O la épica, si es que se pretende por una vez un efecto puntual y potente como prepararse para enfrentar una situación de gran estrés positivo como la final de un torneo mundial o un compromiso extremo. Y aún así su utilización dependería de la valoración que se hiciera del carácter del sujeto receptor.

De todos modos, con esto de la música épica hay que andarse siempre un poco con cuidado porque, como dice Woody Allen bromeando "me gusta Wagner pero cuando lo escucho me dan ganas de invadir Polonia."

ORACIONES

En todas las religiones se ora. Orar es una ceremonia introspectiva en la que se pide la concesión u obtención de algo. ¿A quién se le pide? En la mayoría de las religiones se le pide a Dios; en la católica se le puede pedir también a la Virgen y a la gran cantidad de santos que (según la fe) actúan de intermediarios ante Dios. Orar en voz alta, repetir mantras y tantras ad infinitum es una forma muy efectiva de programar el subconsciente, llamado en muchas religiones la conciencia, que dicen creada a imagen y semejanza de Dios y desde luego conectada con Él.

Muchos campeones rezan y por supuesto ninguna religión es obstáculo para la consecución de objetivos honestos utilizando la metodología de la programación sugestológica, que no deja de ser una forma de oración donde el destinatario de las plegarias es el mismo ego. Ese ego que, una vez sugestionado, desde el fondo de la conciencia pondrá en marcha los recursos para lograr el objetivo propuesto. Los budistas creen, por ejemplo, que no hay que rezarle a Dios, según ellos un ente demasiado superior y lejano, sino a este trocito de Dios que todo ser humano tiene dentro de sí que es la identidad o la conciencia suprema. La oración es una gran fuente de energía positiva sobretodo cuando se pide por los demás.

El evangelio cristiano también lo explicita claramente: Ora et labora. Pedid y recibiréis. Lemas de campeón.

Los estigmas del campeón:

FANTASMAS EN LA MENTE O LAS RAZONES DE LA MALA SUERTE

Las actitudes negativas también son genéticamente heredables, aunque generalmente vienen dadas por educaciones represivas y sobredisciplinarias especialmente sobre mentes sensibles o ingenuas.

Las actitudes negativas son más fuertes que las positivas, y para modificarlas no sólo hay que combatirlas sino también sustituirlas. Para eliminar los fantasmas de la mente hay que saber cuáles son y dónde están, y en este capítulo se analizan los más corrientes, los que hacen que millones de personas no tengan su mente liberada y sean infelices y no logren jamás nada. Los sistemas educativos habituales han tratado hasta ahora de crear seres colectivamente manejables, y derribar estas barreras es la primera tarea de una mente con deseos de liberarse.

HOY, MAÑANA, PASADO MAÑANA

Casi todo lo que está planificado para mañana puede hacerse hoy. Casi todo lo que está planificado para pasado mañana puede hacerse hoy.

Está muy bien analizar el pasado para extraer conclusiones y corregir errores, como está muy bien estudiar el futuro para marcar objetivos y planificar. Pero no es menos cierto que, una vez hecho esto, hay que instalar la mente en el ahora, porque el presente es lo único que existe y por tanto la única plataforma que permite actuar.

El tiempo presente consta solamente de tres segundos, que son los que usa la mente para percibir e interpretar la información. Anteriormente a este espacio de tres segundos existió el pasado (que ya no es manipulable) y posteriormente a él el futuro (que todavía no es manipulable). Así pues sólo hay tres segundos para hacer cosas. Es muy poco tiempo y no se puede malgastar, aunque se vaya disponiendo sucesivamente de infinitos periodos de tres segundos y esto permita dar continuidad a nuestras acciones. La mejor metáfora de este fenómeno es el punto a punto del tenista: independientemente de cual fue el resultado del último punto, o del último juego o del último set, su mente se concentra al cien por cien en el punto que está en juego. Si no lo hace así, este punto está perdido. Y el siguiente juego. Y el siguiente set. Lo sabe cualquier jugador de tenis.

Pensar es también una acción cuando el pensamiento está instalado en el presente. En este caso el pensamiento no anula la acción, sino que la potencia y crea sinergias.

La palabra mañana es peligrosa para la acción porque no es real.
-¿Cuándo se hará esto?
-Mañana.
-¿Cuándo vivirás la vida?
-Mañana.
Mañana no existe. Pasado mañana es infinito.

Los niños están conectados a esta realidad presente de la que rara vez se evaden, y también por ello son felices (el pasado aporta nostalgias, reproches y arrepentimientos; el futuro depara angustias de todas clases) Pregunte a cualquier niño de cualquier país del mundo si prefiere un caramelo ahora o cincuenta caramelos mañana. Sea del país que sea, si tiene menos de cinco años siempre responde lo mismo:

-Un caramelo ahora.

Para instalar la mente en el rabioso presente, algunos campeones se fabrican una cómoda mental con tres cajones grandes:

-el de arriba es el futuro, y es allí donde se encuentran guardados todos los proyectos, globales, pequeños, detallados y puntuales, que se van revisando para seleccionarlos y pasarlos al cajón del presente cuando sea oportuno.

-el de en medio es el presente, y es allí donde se encuentra el material con el que se trabaja hoy, y solamente hoy. Es el cajón de los conceptos gestionables ahora. Al final del día, el cajón ha de quedar vacío.

-el de abajo es el pasado y allí se guardan, para eventuales consultas, los sucesos ya acaecidos, que son inamovibles pero útiles para extraer conclusiones: a veces repetir, a veces corregir, a veces olvidar. Es el archivo definitivo de los triunfos, de los errores, de las nostalgias y de los arrepentimientos que suele ser un material más bien negativo y no debería ocupar espacio en la mente. Por ello se encuentra encerrado en este cajón, en el que no es bueno hurgar demasiado a menudo.

INTELIGENCIA CONTRA VISCERAS

La inteligencia, la que en cualquier situación se pregunta simplemente qué es lo que conviene, tiene establecida de siempre una confrontación con las vísceras: las que exigen contrapartidas, justicia, reconocimiento, venganza adulación y tantas otras reacciones primarias.

Un ganador lo es precisamente porque usa su inteligencia. La visceralidad es una trampa demasiado estúpida para caer en ella: se trata de perderlo todo a cambio de una mera descarga adrenalínica. Hay mucha gente de gran capacidad cuyo nivel intelectivo es asolado sistemáticamente por emociones negativas, por la envidia y por la ira, y es incapaz de dominar los sentimientos primitivos que anulan su raciocinio. El músculo de la mente debe controlar y eludir estas lacras.

El camino hacia la meta estará plagado de obstáculos, injusticias, zancadillas, chapuzas y desgracias, y también de alegrías tempranas, euforias puntuales y elogios fenomenales. El ganador necesita de toda su atención e inteligencia para sortearlos elegante y profesionalmente. Una sola reacción desproporcionada, de las que dejan a gusto, y todo habrá terminado. Guarda las emociones negativas en un cajón suplementario.

Puede utilizarse este cajón suplementario de la cómoda mental para guardar los agravios. Pero en realidad no sirve para nada. Es mucho mejor pasarlos a la papelera mental, que se pincha con el ratón (mental) y allí quedan depositados. La papelera mental debe vaciarse una vez al año, cuando ya está demasiado llena.

Sólo cuando el partido ha acabado se permitirá el campeón una explosión de júbilo que, de todos modos, durará bien poco. Un poco de champán y a seguir. Porque pronto habrá otro combate y porque pronto hay que regresar al nivel controlado por la inteligencia, lejos del pensamiento irracional animaloide.

EMOCIONES

Aunque raramente las muestre de forma demasiado evidente, la mente ganadora usa y disfruta de todas las emociones positivas. Hace tiempo decidió esconder emociones que, en lugar de sumar, restan, como el rencor, la ira, la venganza o la envidia.

Pero la cuestión no es tan fácil. La inteligencia humana es emocional, y es imposible separar el pensamiento de la emoción. Las emociones negativas afloran en cualquier momento, reaccionando contra aparentes injusticias o provocación: frustraciones, depresiones, resignaciones, renuncias. Rabias y violencias. Por tanto, trata de direccionar el pensamiento en un sentido positivo esperando que la emoción positiva resulte remolcada por él. Sabe que los proyectos importantes, los retos, las expectativas de mejora hay que envolverlos en sentimientos y emociones para que resulten productivos.

Sabe que al fenómeno de ganar van asociadas responsabilidades, y que hay que ser valiente para asumirlas y transportarlas en la conciencia. Todo ello es un poco fatigante pero forma parte del éxito. Es por eso que el perdedor se siente sorprendentemente ligero y a gusto con sus excusas y, por tanto, con su falta de responsabilidad: ha llegado a un compromiso de paz consigo mismo. Las excusas se lo justifican todo. La irresponsabilidad descarga la conciencia y la tranquiliza frente a este mundo tan terriblemente injusto. Yo no pude hacer nada, porque...

El campeón no tiene más remedio que acarrear la enriquecedora carga de sus triunfos, que ocasionan deleites y también compromisos. Se siente válido y vivo en la sociedad; recibe admiración de gente que le quiere y que estrecha su mano, o ve en los ojos de un niño brillar la ilusión de querer ser como él. Y no ve (pero sabe que están ahí) un rosario de perdedores airados que desean íntimamente derrocarle, sacarle de su estatus de campeón y reducirle al rasero igualitario de la inoperancia general. Sabe convivir con todo eso. Es su responsabilidad y su compromiso.

De todas sus emociones positivas cree que la más interactuante es la ilusión, frecuentemente convertida en entusiasmo, que es el auténtico motor de los actos importantes de la vida. ¿Cómo se genera la ilusión? La mente ganadora se encuentra en perpetuo estado de ilusión porque se encuentra en perpetuo estado de generación de proyectos. Un proyecto: una ilusión. Es la mejor de sus emociones, la que neutraliza las negativas cuando aparecen, el combustible energético que suministra a su inteligencia para hacerla volar a metas imaginadas. Y así va disfrutando de este partido de tennis a infinitos sets que es la vida, que se juega todos los días del año en la cancha del planeta tierra.

BAJO PRESIÓN

Trabajar, gestionar, jugar, negociar o decidir serenamente bajo presión es algo que sólo está al alcance de los campeones. Pero alguna vez ha habido de ser la primera también para ellos. La primera vez que se recibe una presión fuerte parece que el mundo se tambalea; parece como si uno fuera el blanco de odios desconocidos, parece como si el mundo se desvaneciera bajo los pies y se fuera a caer directamente a un abismo. Para el primerizo esto puede resultar fatal, desequilibrándole e incluso haciéndole abandonar.

Sin embargo, si uno se inhibe de la presión, se interioriza y sigue a su aire se comprueba que no pasa nada. Se construye un casco mental sobre el que rebotan persistencias, exigencias y conminaciones (y en el deporte incluso gritos e insultos) y se sigue trabajando en la misma línea. El campeón hace aún más: reconvierte esta presión en un estímulo. Programa su mente para que lea esta energía negativa en clave positiva: gracias por la energía, me estimula a continuar; cuanto más me presiones más seguiré en mi línea, tu fuerza negativa me ayuda a prosperar.

Parece muy difícil, pero con un poco de práctica resulta fácil. La energía negativa que llega es también potente y es utilizable cambiándole tan sólo la polaridad. Cuando se hace, el adversario o el enemigo queda absolutamente desconcertado. La más famosa reconversión de energía negativa en positiva es la de Jesús en la cruz: los legionarios romanos le torturan y él dice "Padre, perdónales porque no saben lo que hacen."

De hecho la energía es energía, tenga la polaridad que tenga. Un paralelismo con la fuerza física sería el Jiu-Jitzu, forma de lucha oriental donde los contendientes tratan de utilizar la fuerza misma del contrario para derribarle. Así, cuando un contendiente golpea con mucha fuerza, el rival no trata de parar o contrarrestar el golpe sino que arrastra al contrario en la misma dirección en que éste golpea por lo que, al no encontrar resistencia, cae derribado por el impulso de su propia acción. El pensamiento negativo de los demás disparado hacia el campeón puede reconvertirse. El generado por el campeón, no. Ese hay que mandarlo directo a la trituradora mental, porque el problema de la energía negativa es que es autodestructiva.

EXCUSAS

En una carrera de catorce caballos hay uno que gana y trece que pierden. El jinete ganador no necesita excusa ni justificación: el hecho se explica por sí solo. Nadie justifica lo positivo. Recibe una copa y felicitaciones, lo celebra y se va. Muchos de los otros trece dedicarán tiempo y esfuerzo a justificarse, básicamente en un intento de apaciguar sus malas conciencias por haber perdido. Todo el mundo justifica lo negativo. Algunos lo harán para que quede claro frente a los espectadores que ellos son igual de buenos que el ganador pero claro, pero, pero, pero. Y ahí vendrá un abanico de justificaciones más o menos originales. Quizás se irán a casa con la conciencia más tranquila, pero nada cambiará el hecho que han perdido. Habrá uno solo que hoy ha perdido pero que es un ganador, y su único comentario será: el que ha ganado fue mejor que yo esta vez.

Si se quiere ser un campeón en cualquier orden de la vida hay que eliminar de la mente toda forma de excusa, de la misma manera que nadie se excusa por haber ganado. No hay ninguna razón que justifique haber perdido más que los errores cometidos por uno mismo. Implantar esta actitud en el músculo de la mente es fundamental. Por eso un campeón desea siempre rivales fuertes a los que ganar. ¿Y que rival más fuerte que la vida misma? Triunfar sobre la vida, en la vida, con la vida, es la mayor de las victorias posibles. Es para esto que vivimos, afirman algunos.

Pero también hay mucha gente en el mundo a la que no le apetece tener mentalidad ganadora. Ni siquiera para aprender o instruirse. ¿Cuáles son sus justificaciones? No les interesa competir, no les interesa luchar, no quieren triunfar ni conseguir nada. Es demasiado injusto, es demasiado difícil, está todo amañado, sólo ganan los que tienen dinero, los que tienen padrinos. Son excusas respetables. Pero colocarse en este bando es renunciar para siempre a cualquier meta, a cualquier avance; es renunciar a la auténtica felicidad, a la alegría de vivir que da el éxito de progresar y sentirse útil a la comunidad en el campo que sea. Hay que ser consciente de ello cuando se elige esta opción. Hay una manera de no hacerse daño que es no aspirar nunca a nada. Hay una manera de morir lo menos posible que es vivir lo menos posible. Es cuestión de elección.

VANIDAD

Ninguna mente de verdad ganadora puede permitirse el estúpido lujo de la vanidad. Para un auténtico campeón, en el éxito (por ejemplo en negocios o política) no hay nada de lo que presumir puesto que él lo considera un estado natural, una consecuencia lógica de su forma de ver y hacer las cosas. Toda una cohorte de aduladores y admiradores no lograrán que esta actitud se modifique... en principio.

Pero existe también una legión de ganadores arribistas ocasionales, trepas, oportunistas y enchufistas (que aún con mente perdedora han logrado eventualmente algunos triunfos importantes) paseando su vanidad por los foros sociales, los medios de comunicación o cualquier otra feria de las vanidades. El éxito les venía ancho. Pronto han sido derribados por los mismos que les encumbraron y han sido consumidos por un público que mira la tele escondido en las sombras de los salones de sus hogares, hambriento de demostrar que esos ganadores eran tan estúpidamente perdedores como ellos mismos, y morbosamente verles consumirse en las hogueras de la expiación social. La práctica de la vanidad es un suicidio consistente en generar nubes de enemigos anónimos y gratuitos a cambio del dudoso gusto de mostrarse superior a los demás. El precio es altísimo.

Hay otra consideración importante. La mente ganadora instalada en el éxito más o menos definitivo –como una conquista de poder político-, al no verse estimulada de la misma forma que lo era durante la carrera hacia la meta tendrá tendencia a la baja, lentamente al principio, rápido hacia el final. El que se creía inmune a la adulación será víctima de un tipo de adulación más fina que el puro elogio ditirámbico: la que consiste en decirle al ganador sólo lo que creen que quiere oír (todo va bien, oh, señor, sí, vuestro pueblo os adora)

Mantenerse en la cumbre es de todos modos un ejercicio irreal y complicadísimo y un campeón busca nuevos retos en lugar de instalarse en la comodidad de una cima de la que, más pronto o más tarde, será inexorablemente desplazado.

ORGULLO

Extraña cualidad que no tiene el campeón aunque su madre puede que la tenga por él. El orgullo, que es una forma suavizada de vanidad, es un tonto pecado. Pero no grave. Sentirse orgulloso de haber alcanzado algo, de ser algo o de pertenecer a algo es una manera como cualquier otra de pasar el rato, y es un sentimiento que a la larga se acaba diluyendo por sí solo.

Una persona de naturaleza ganadora sabe íntimamente que el éxito es muy perecedero, que la gloria es impermanente y, más aún, que toda victoria contiene la semilla de un próximo fracaso (así como todo fracaso contiene la semilla de una próxima victoria) y por ello se abstiene si le es posible de grandes exaltaciones del ego y trata de practicar la discreción.

Además nunca nadie gana siempre y en definitiva hay una última batalla que todo humano tiene perdida que es la muerte. Dice el poeta Francisco de Quevedo:

> ¿De qué sirve presumir
> rosal de buen parecer
> si no acabas de nacer
> que ya empiezas a morir?

Presumir, y no digamos ya cebarse con un adversario, reírse de un contrario o chulear a los demás por un éxito conseguido conducen a una especie de venganza cósmica que más pronto o más tarde será la clave (universalmente aplaudida) de la caída del ya ex-campeón. Los éxitos no tratados con humildad son focos de creación de enemigos feroces y desconocidos. La energía negativa generada se revuelve contra el imprudente emisor, como un boomerang, para destruirlo.

Los éxitos son más satisfactorios celebrados en la máxima intimidad, con total respeto al adversario (si es que hubo un adversario) y con la sencillez del que es consciente de las veleidades de la fortuna.

OBSTACULOS

Dicen que el tamaño del obstáculo que se interpone entre un interés y un interesado es directamente proporcional a la importancia de ambos. Es evidente: nada realmente interesante es fácil de conseguir. Y además, un interés desmesurado reduce las posibilidades de conseguirlo.

Los objetivos deseados huirán como animales perseguidos si se muestra un interés desmedido en su captura. Surgirán obstáculos inesperados, se producirán sucesos anómalos, aparecerán situaciones inéditas. Todo para proteger lo interesado del excesivo interés. Demasiado interés, demasiado deseo, incrementan el precio que habrá que pagar.

La regla principal del campeón es no dejarse impresionar. Cualquier obstáculo insalvable es salvable o a veces se diluye en el éter sin razón aparente. Es más productivo despreciar el obstáculo que ir contra él, y la mayoría de obstáculos cambian de tamaño o se transvisten regularmente o se quitan ellos mismos del camino para dejar paso libre a los campeones que los ignoran.

En cualquier caso el campeón navega con el obstáculo o lo sortea, pero no lucha contra él. No sitúa la mente frente al obstáculo, sino detrás de él. A veces, en lugar de un gran obstáculo hay que enfrentarse a un sinnúmero de pequeñas y estúpidas trabas que atacan los nervios. Esto es especialmente irritante cuando son pegas gratuitas que provienen de legiones de perdedores natos a los que molesta la actitud ganadora del campeón y sus triunfos. La calma es saludable. También estas pegas se diluyen en el éter cuando no se les presta excesiva atención, y sus progenitores se aburren y buscan una nueva presa donde cultivar sus tristes intenciones.

Los incidentes fortuitos suelen presentarse en grupos. A esto se le llama popularmente "una racha". Hay que disfrutar de las rachas positivas, elemento natural del campeón, ya que son él mismo y su entorno los que las han creado. Lo mismo cabe decir de las negativas. ¿A quién habría que protestarle si no a uno mismo? Pues si la racha es buena hay que continuar igual, si la racha es mala hay que intentar cambiar cosas. Obvio.

PEAJES

El éxito nunca es gratuito. La cima no es jamás alcanzada por casualidad.

Cuando alguien pretende alcanzar una cota, debe estar dispuesto a pagar un precio.

El precio natural es el trabajo, el esfuerzo, el sacrificio. El precio es mantener la fe, mantener la voluntad, crear el espacio, alargarse en el tiempo. Pero a veces también hay que pagar, además, peajes. Los ciudadanos de las civilizaciones de la antigüedad lo sabían y, en aras de la prosperidad, de la fecundidad y de la fortuna ofrecían a los dioses permanentes sacrificios de animales e incluso de personas, peajes a menudo de una crueldad que hoy día nos parece asombrosa.

Es bien sabido popularmente que el camino hacia el éxito está sembrado de espinas. Dificultades de todo tipo y hasta pequeños incidentes estúpidos aparecen sin razón actuando como handicaps que podrían parecer destinados a desanimar al espíritu ganador o a comprobar su temple. Son peajes. Bien: si de verdad es un ganador, no sólo no desistirá de su empeño sino que verá en ellos nuevos retos a superar y se encontrará estimulado. Porque superarlos será otra forma de generar energía positiva, que reforzará la causa que posteriormente ha de producir el efecto previsto.

Superar con energía y buen ánimo obstáculos grandes y pequeños, tanto lógicos como absurdos, es otro gran factor generador de energía positiva, es decir, suerte.

SUFRIR

Saber sufrir y superarlo, he aquí la condición básica de un ganador. La mayor parte del camino hasta la consecución de un objetivo es sufrimiento.

La victoria es una diosa que no se entrega a comodones ni a lloricas, sino a los que sufren y aguantan con la mente instalada en el triunfo por remoto o ilógico que parezca. No es fundamentalmente con la lógica o el raciocinio que se alcanzó el Polo Sur la primera vez. Es con grandes dosis de tenacidad y sufrimiento, siguiendo adelante incluso cuando todo parece perdido, que se alcanza la gloria.

Esto es así por cuanto a los deportistas que sufren con el desgaste físico y con la tensión permanente del resultado. Pero es un sufrimiento lúdico. Hay un auténtico y más terrible sufrimiento por un dolor no autoimpuesto que es obligatorio y que tiene lugar por ejemplo en la lucha contra una enfermedad grave. Y al sufrimiento propio del dolor y del malestar físicos se les une el sufrimiento psíquico por la molestia causada en el entorno del enfermo, en la alteración de su forma habitual de vida, en las expectativas de familia y trabajo que se ven modificadas o detenidas. Pero la mente ganadora puede transformar este sufrimiento en una forma de expiación que será una nueva fuente de generación de energía positiva. ¿Qué es una expiación? Es un sufrimiento que se asume para contrarrestar la energía negativa generada en momentos anteriores de la vida. Para soportar el sufrimiento, una de las técnicas consiste en tomar conciencia de que en el mundo hay gente que sufre mucho más y con menos motivo que uno mismo. Sólo visualizando una de estas situaciones –algunas pueden ser espantosas– parece que el dolor propio se desvanece o, en cualquier caso, se hace mucho más soportable.

Saber sufrir con elegancia y dignidad, sin quejas ni recriminaciones es tener madera de campeón. Aguantar el sufrimiento templa y madura

–sólo aprendemos de verdad cuando sufrimos–, y hace perder el miedo a otras dificultades que, desde la plataforma del sufrir, siempre parecen menores cuando no insignificantes.

Las victorias sin sufrimiento son una trampa peligrosa y pueden ser el presagio de una próxima racha de inexplicables derrotas.

PREPARADO PARA AFRONTAR LA ADVERSIDAD

El más preparado es el ganador nato. Tener que afrontar adversidades, escalar obstáculos, subir cimas, triunfar sobre lo difícil es su manera de divertirse. ¿Por qué hay gente que nace así? Esta actitud le proporciona energías renovadas y mantiene su moral. Así es la vida, ¿qué habías esperado? Estamos aquí para luchar. ¿Adversidades? Son la pista donde jugamos, el mar donde nadamos, el ambiente en el que nos desenvolvemos. Todo son adversidades a menos que uno las convierta en reglas de juego. Entonces se transforman en un juego. La lucha es nuestro juego.

Divertirse con los obstáculos y con la pura adversidad es la cúspide a la que se puede llegar como mentalidad ganadora: ejercer una actividad profesional, deportiva, lúdica o benéfica y convertirla en un placer por el dominio victorioso alcanzado sobre circunstancias y avatares malignos, manipulándolos para alcanzar las metas propuestas. El día que deje de divertirse ejerciendo esta actividad, dejará de ser campeón y se convertirá en esclavo de ella. Que también es una manera de vivir.

La diversión implica un dominio colosal sobre el entorno que se gestiona y un estado de relajación del que emana la fuerza. Empieza un nuevo día: sal a divertirte con lo que hagas y seguro que lo harás bien. Y cuando te equivoques ríete, sé consciente de tu condición humana, aprende del error y continúa divirtiéndote. Un programa ganador imbatible.

-¿Cuál es la situación? –preguntaron por radio desde el campamento base.

El alpinista, a más de siete mil metros de altura, contestó jadeante:

- Terrible: estamos avanzando a gatas.

Hubo un momento de silencio.

- Bien, si estáis avanzando a gatas es que vais a llegar –contestaron de la base.

CAPACIDAD DE RESISTIR

Quien quiera ser campeón deberá aprender a resistir. Toda victoria es resistencia y, si no es así, es porque la victoria es casual y por tanto efímera.

Basta con ver un ciclista subiendo un puerto de montaña para comprender de qué estamos hablando. Su capacidad de resistir, de sufrir, de seguir adelante con esfuerzo, con cansancio y agotamiento es mucho más fuerte que las ganas de abandonar y terminar inmediatamente con este dolor. La recompensa es el éxito. Y, muchas veces, ni eso. El éxito deberá esperar una próxima oportunidad. Y otra. Y quizá otra. Pero al final, siempre llegará. Aprender a resistir es aprender a ganar.

Para una persona que lucha en pos de un objetivo de la vida profesional o social o intelectual, que lucha para curarse o reformarse, que lucha por sacar su familia adelante y prosperar, la resistencia no será física sino psíquica. Y puede que sea más dolorosa. La capacidad de aguantar, de seguir adelante, de tolerar la tensión y soportar el estrés es fundamental, y susceptible de aprenderse también programando el músculo mental con la implantación o modificación de pautas de comportamiento, muy especialmente con la intención de eludir la nefasta instalación en la mente del factor angustia.

La angustia es el torpedo de las emociones, el factor originario de los más terribles fracasos y enfermedades, el arma más nociva de autodestrucción de la mente. Pero existen técnicas de entrenamiento mental para eliminarla tal y como se verá más adelante. Saber resistir no es angustiarse, sino tolerar estoicamente el dolor con la mente ya ocupando la meta, asumir que dolor y victoria son complementarios. Y finalmente, cuando la mente está ya tan acostumbrada a estar instalada en las victorias el sufrimiento deja de existir súbitamente, quién sabe si quizás aburrido de que su destinatario haya aprendido a ignorarlo.

ANSIEDADES

Las ansiedades son el resultado de dirigir la atención principalmente sobre los aspectos negativos de las situaciones o sucesos; de focalizar sobre las cosas buscando siempre lo que aparentemente está mal, hurgando críticamente y fijándose sólo en lo que lleva el signo menos. En lugar de ilusionar la mente con el posible éxito derivado de los signos positivos, se la preocupa mostrándole las causas del posible fracaso.

Son específicas de los perdedores pero un campeón también las puede sufrir. Normalmente la mente ganadora está relajada y entra en combate con lo que sea (el partido, la vida, el mercado comercial) con aparente despreocupación. El miedo escénico, el nerviosismo y el temor a perder no forman parte de su esquema mental de acción. Ya se ha ocupado mucho antes de preparar un plan que ahora solamente debe ser implementado. Pero aún así, ningún humano está libre de entrar eventualmente en un estado de ansiedad, momentáneo o permanente. Lo que ocurre es que la mentalidad ganadora se obliga entonces a centrar la atención sólo en los aspectos positivos del momento e ignorar los negativos aunque sean obvios, y neutraliza así sus demonios.

La ansiedad es una acumulación de energía negativa que forma un bulto grande o pequeño en la mente del individuo, y es un obstáculo generado por él mismo con el que luchar además de los ya intrínsecos a un proyecto. La mente ganadora actuará inmediatamente para neutralizarlo a base de focalizar únicamente sobre lo positivo, mientras los perdedores sudarán la gota gorda luchando suplementariamente con estos obstáculos mentales de propia creación.

Entre los jugadores de poker se dice que el jugador que menos ganas de jugar tiene, ganará. Por este motivo es conocido el hecho que al proponerse una partida nadie parece decidido a tomar la iniciativa, y aún menos los jugadores experimentados. Ello es debido a que jugar sin demasiadas ganas es sinónimo de jugar libre de ansiedades, y la suerte no penetra por donde hay energías negativas, que son crestas, y sí en cambio tratando de rellenar los huecos creados por la "sublime desgana", que son valles.

La otra virtud que neutraliza la ansiedad es la paciencia. Siempre hay tiempo para otra acción y, si no, para otra batalla. Así pues ¿para qué impacientarse?

El fluir vital de las cosas tiene su ritmo y es preciso adaptarse y no luchar contra él, desperdiciando fuerzas. Los veleros fluyen con el viento cuando lo hay y, si no lo hay, aguardan. Esperan su oportunidad. La oportunidad es el caldo de cultivo de las operaciones exitosas. La impaciencia es otro factor generador del tipo de energía negativa que impide salir victorioso de los retos. Porque la suerte no tiene materialmente tiempo para hacerse presente.

Delante de cada acción, antes de cualquier movimiento, hay un pensamiento rector que da la orden que ejecuta el músculo. El campeón, que tiene la mente libre de obstáculos, será habitualmente más rápido, más certero, más incisivo, más directo al objetivo.

"Anduve semanas tras la chica, que aparentemente no estaba interesada en mí. Y cuando dejé de interesarme por ella definitivamente, y sólo a partir de este momento, ella pareció empezar a interesarse por mí. Ahora comprendo que es porque para entonces yo ya había eliminado la ansiedad que hacía que mi acercamiento a ella resultara extrañamente negativo".

DEPRESIONES

Todos los seres humanos tienen días depresivos y también un campeón. No hablamos de la depresión como enfermedad, que es grave y debe ser tratada médicamente. Hablamos de uno de estos días en que todo aparece gris, el mundo se ha hecho más grande de repente y uno no entiende cómo va a poder seguir con todo lo que tiene entre manos. Los proyectos parecen inalcanzables, la cabeza duele, el cuerpo pide más sueño o se tiene una regla dolorosa.

¿Puede combatirse mentalmente un día así? Bien, todo puede lograrse. La cuestión es si vale la pena intentarlo. Es posible que el esfuerzo de combatir esta entropía particular y temporal no valga la pena. Para el músculo mental, la depresión transitoria equivale a una lesión. ¿Quién quiere jugar lesionado? La vida y sus avatares son un juego demasiado importante para jugar lesionado. Lo mejor será posponer lo posponible, tomarse el día libre e ir pronto a dormir. Al día siguiente el sol vuelve a brillar y la lesión mental se ha curado milagrosamente. Cuesta entender como ayer parecía todo tan oscuro y hoy de nuevo tan claro. El mundo es el mismo, naturalmente. Sólo que la mente ha regresado a su nivel habitual.

Pero hay campeones que no quieren perder ni un solo día por depresivo que aparezca y trabajan sus programas mentales como siempre aunque ello conlleve esfuerzos suplementarios; que siguen con sus batallas aunque la motivación se haya resentido; que salen a la calle con menos moral pero con más voluntad y todo porque quieren que este ejercicio de endurecimiento aumente su capacidad de resistencia y su inmunidad a la fatiga psíquica.

Son opciones. De todos modos siempre ayuda mucho recordar que en el mundo millones de personas con toda clase de disminuciones físicas y psíquicas siguen luchando por la vida al mismo o superior nivel que los que no sufren de ninguna lacra. Pensar en ello mirando la imagen de uno mismo en el espejo, sano y sin handicaps, acostumbra a hacer volver inmediatamente al trabajo y olvidar cualquier tipo de bajones.

MIEDOS

Sus versiones reducidas son la timidez, la vergüenza, la pereza, el apuro, la indecisión y, en general, todos aquellos sentimientos que tratan de detener la acción. Es un sentimiento bloqueante que impide avanzar en cualquier dirección. Suele ser producto de la ignorancia (miedo a lo desconocido) o del exceso de información (conciencia del peligro).

Sólo existe un sistema verdaderamente útil para desvanecer inmediatamente los fantasmas y el temor: la acción misma, precisamente aquello que los miedos tratan de eludir. Si algo te da miedo enfréntalo ahora mismo. Hazlo, combátelo, ponlo en marcha, despega. Me da vergüenza decírselo: díselo ahora. Tengo miedo a volar: vuela ahora. Estoy en defensa porque temo que mi adversario se ponga por delante en el marcador: atácale ahora. Es milagroso: cuando se pasa a la acción todos los miedos se disuelven en el éter y el espacio mental que ocupaban se rellena automáticamente con nueva energía.

Pasar a la acción implica generalmente dejar de pensar. Si uno se encuentra en la punta del trampolín de cinco metros de una piscina, mira hacia abajo y piensa en lo que va a hacer, es posible que no encuentre el momento de tirarse. Sólo obligarse a dejar de pensar y tirarse acaba con esta situación. O un estímulo potente que obligue automáticamente a pasar a la acción, como la presencia de una novia que está mirando desde abajo.

Nadie está libre de miedos y tampoco un campeón. La buena suerte es que el miedo está instalado en el nivel consciente de la mente, que es un nivel mental que abarca un espacio pequeño e inmediato de la vivencia total, y por eso es relativamente fácil de localizar y eliminar. Pasar a la acción ha de ser una decisión inconsciente (cuando ya antes se ha preparado y programado cuidadosamente una acción). Una vez bien plegado, instalado y abrochado el paracaídas, hay que lanzarse del avión sin pensar. Todas las mentes ganadoras tienen una palabra mágica que les lanza de inmediato a la acción. Puede ser "ahora!", "vamos!" o "adelante!". Todos los campeones la tienen y la usan siempre, incluso justo antes de abrir la puerta de un banco para ir a pedir un crédito.

DESAMORES

No hay programa mental, ni planificación científica, ni mente ganadora que resista sin conmoverse la pérdida de la pareja a la que se ama. Recordemos que la mente es un software sumergido en emociones que no son desactivables. Todo el sistema queda afectado, frecuentemente asolado de tal manera que es totalmente inoperativo. Y la mente humana no puede resetearse.

Cuando la pérdida de la pareja es súbita -caso de la muerte-, queda el consuelo relativo de todos los recuerdos positivos de la persona y de los tiempos felices vividos juntos. Habitualmente sin embargo, la pérdida obedece a un desencuentro no deseado, a un conflicto que se alarga en el tiempo, a discusiones interminables que no tienen fundamento ni razón donde el amor y el orgullo propio se entremezclan; donde la rutina ha terminado con las emociones y los reproches son la base del diálogo. Si a esto se añaden niños y propiedades de por medio la situación se vuelve extremamente confusa y moralmente desequilibrante. Se ve partir a la persona amada sin comprender qué ha ocurrido realmente. No hay modo de luchar contra lo que la mente sólo puede calificar de absurdo.

Las actividades del campeón se van a ver terriblemente afectadas, en sentido negativo, si se da esta situación. Cualquier proyecto se ve seriamente desestabilizado cuando la mente rectora se hunde en un abismo de tristeza. De la misma manera que la ilusión lanza esos chorros de energía positiva que llevan a realizar milagros, el hundimiento moral es una carga gravísima de energía negativa; un pozo del que sólo con tiempo se acabará saliendo, porque el problema es que la voluntad no desea realizar esfuerzo alguno para salir de él.

El tándem mente-emoción es inseparable, y la mente del campeón también puede desestabilizarse por exceso de amor. Un enamoramiento loco puede dejar turulato a cualquiera y llevarle a perpetrar tonterías inexplicables, y desde luego afectar y bloquear cualquier tipo de proyecto personal. La realización adecuada de este amor, no obstante, volverá a estabilizarle con el añadido de un auténtico chute de energías positivas, quizás incluso tanto que al principio le lleven a pasarse de frenadas.

SOLEDADES

Si no estás preparado para estar sólo no quieras ser campeón. No es que una posición ganadora lleve implícita necesariamente la soledad (la llamada "soledad de la cumbre"), pero es cierto que hay que prepararse para lo que podríamos llamar "extraños comportamientos en círculos allegados".

La presencia de una mente ganadora inquieta a mucha más gente de lo que parece. No al principio cuando estaba en camino hacia la gloria. No cuando todavía resuenan los aplausos (físicos o morales) de la victoria. No en la época en que el éxito es reconocido por todo el mundo. No cuando el ganador se erige espontáneamente como líder. No. Es poco a poco que los aplausos acabarán silenciados, ciertas alabanzas se volverán críticas y algunos "amigos" se irán retirando. Probablemente los que antes aplaudían y ahora critican no se den ni cuenta porque son reacciones viscerales defensivas del inconsciente. La cuestión es que el campeón ve aumentar la distancia con sus relaciones y enfriarse su antes cálido entorno. A casi nadie le apetece compartir responsabilidades con él a partir de ahora. Él es el campeón ¿no? Pues que se lo haga solo.

No siempre es así, pero es verdad que el triunfo lleva consigo más responsabilidades, y que éstas alejan a la gente que, en general, no desea compromisos ni cargas. La gente normal de hoy prefiere no luchar ni conseguir nada a cambio de tranquilidad y seguridad. Y cuando alguien cercano emprende un arriesgado camino vencedor, cierta inquietud suele hacerse patente en su entorno y aparecen miríadas de amigos y conocidos que "desaconsejan" la iniciativa, tanto si se les consulta como si no.

Estar solo no es grave, incluso hay gente que le gusta. La soledad, cuando es deseada, es un lujo. Sin embargo es triste a veces ver alejarse a personas a las que se quería o en las que se confiaba. Pues hay que llevar la mente a terreno positivo pensando en los buenos tiempos, en las victorias y los abrazos. Fue bonito mientras duró. Y, ahora a por otra batalla, quizás llena de nuevos amigos, y aunque sólo lo fueran al principio, ya estaría bien.

CONVIVIR CON PERSONAJES NEGATIVOS

Si existe un handicap mental de consecuencias graves para la evolución del campeón en su camino al objetivo es la presencia próxima de personas con actitudes y tendencias de pensamiento negativas.

El mundo está lleno de personas negativas que van y vienen, que aparecen y desaparecen de la vida de uno cuyo grado de afección (junto con el derivado de los medios de comunicación meganegativos) es fuerte pero evitable. Sin embargo, cuando el personaje negativo es un ser próximo y querido (pareja, padres, hermanos, hijos, amigo) su acción sobre la mente campeona tiene muy difícil defensa y puede resultar destructiva aún sin pretender serlo.

La mente puede resistir con mucha facilidad un discurso negativo razonado y concentrado sobre el mismo tiempo real del discurso pero no tanto a una sistemática redundancia de comentarios negativos, de réplicas mordaces, de afirmaciones descalificantes y quién sabe si también insultos o desprecios que vienen de personas amadas con quienes se comparte la rutina diaria de la vida. Los personajes amados tienen bula para entrar a trapo en los parajes más íntimos de la mente del campeón, y su convivencia diaria resulta en poder ejercer también el efecto redundancia. Son paquetes de conceptos mentales negativos, de conflictos que se van colando en el subconsciente de la mente ganadora, creándole dudas e inseguridades, repetidos un día y otro día. ¿Cómo luchar contra esto?

No hay defensa contra quien se ama otra que poner tierra de por medio. Es el caso muy frecuente de un hijo que quiere a sus padres y que se va del hogar paterno porque le toca por edad, pero principalmente para librarse de la carga mental diaria negativa ejercida por sus padres sobre él. En el caso de una pareja a la que se ama se podría intentar llegar a un pacto de no agresión verbal (algo difícil de conseguir una vez se han sobrepasado ciertos límites), o fabricarse una coraza mental impenetrable cortando así definitivamente la comunicación (caso de algunos matrimonios de largo recorrido), dar la pareja por terminada, o someterse voluntariamente al bombardeo de píldoras negativas renunciando para siempre a proyectos campeones.

ASUMIR

Una de las tareas más difíciles para la mente humana es algo que a los animales les resulta sumamente simple. Se trata de, ante un acontecimiento negativo, no sólo aceptar sin resistencia mental ni reproche lo sucedido (es decir lo inapelable), sino además incorporarlo al propio devenir existencial de forma natural y sin rechazo, prescindiendo de lo justo o injusto de lo acaecido, sin remordimiento ni sentimiento de culpa, sin agravio a la vida, ni rencores, ni lamentos.

Del mismo modo en que uno incorpora automáticamente y de forma natural los hechos positivos, los logros, los triunfos y la buena suerte, el campeón debe estar preparado para incorporar un suceso negativo sin que le afecte. La mente debe flotar por encima de lo positivo y de lo negativo; estar situada más allá del juicio y del análisis, al menos mientras dura la acción. Tiempo habrá para analizar, reflexionar, extraer conclusiones y crear nuevos propósitos mentales. La mente campeona no puede tener cargas de ningún signo durante la acción: sólo libre avanza ligera hacia el objetivo. Los animales lo saben muy bien, y en sus programas de supervivencia no figura el arrepentimiento, ni el rencor, ni la venganza, ni la queja, ni el reproche. La naturaleza no es justa y así lo tienen asumido. Si a nuestro equipo de fútbol le acaban de marcar un gol de la manera más estúpida y desafortunada, y desde luego nada merecida, cabe sólo asumirlo en seguida y volver a jugar como si el resultado fuera el del empate inicial y no hubiera ocurrido nada, si es que se pretende ganar el partido.

Asumir es una tarea importante y limpiadora, y la única manera de defenderse finalmente de todas los sucesos negativos de la existencia. El hecho negativo, incluso en su formato de tragedia, sólo puede ser neutralizado asumiéndolo plenamente, aceptándolo con toda su (a veces) terrible intensidad y haciéndolo pasar lo más rápidamente posible a un archivo inconsciente final del que no habrá de ser recuperado si puede ser. Es curioso observar, por ejemplo, que cuando un político criticado por un suceso negativo concreto asume su resposabilidad y dimite queda inmediata y automáticamente exonerado y limpio, y de hecho a veces incluso vuelve a tener cargos de responsabilidad en el futuro. Todo el mundo lo tiene asumido.

La energía del campeón:

DÓNDE ESTÁN LAS FUENTES

De la misma manera que el cuerpo necesita comer y beber para nutrirse y acaparar energía metabólica, la mente tiene que nutrirse de la energía que la mantiene no sólo activa, sino también inteligente y veloz. Cómo acumular energía es decir, ganas de vivir, ganas de hacer las cosas, de tomar iniciativas, de crear oportunidades es lo que se explica en este capítulo. Las fuentes son más sencillas de lo que podría creerse, porque el universo está repleto de esta energía sin la cual no podría existir ni desarrollar su descomunal movimiento cósmico. Y en el planeta Tierra se ha desarrollado La Vida, que es la forma de energía más concentrada y sublimada que existe. Y los humanos somos su más alto resultado. Y la mente humana se nutre de ella.

LA ENERGIA DEL ESPACIO VACÍO

Según Werner Heisenberg el vacío es un sistema inestable donde las partículas elementales fluctúan, creando un Principio de Indeterminación. Entonces, la textura misma del espacio sería deformable y sufriría fluctuaciones cuánticas con partículas que se crean y se descrean. La manifestación de esta energía del vacío tiene así lugar por la aparición de pares de partículas como por ejemplo electrones y positrones, y la energía implicada en la aparición de cada uno de estos pares es de un millón de electronvoltios. Después de un tiempo brevísimo este par se aniquila y el sistema recupera su estado inicial. El proceso se repite infinitas veces. El vacío vibra de energía o "ronronea". Muchos físicos siguen preguntándose si la existencia del universo material podría deberse a una fluctuación cuántica de inimaginable densidad energética.

Según el maestro Deepak Chopra las partículas subatómicas no son cosas materiales; son fluctuaciones de energía y de información en un enorme espacio vacío. Las partículas subatómicas parpadean, existiendo o dejando de existir en función de si una mente las observa o no. Antes de cualquier observación, las partículas subatómicas son amplitudes probabilísticas o espectros matemáticos dentro de un campo de posibilidades infinitas. Cuando una mente decide observar el mundo subatómico de los espectros matemáticos, estos espectros se detienen en el espacio-tiempo en forma de sucesos que, en última instancia, se manifiestan como materia.

Puede ser así o puede ser de otra manera. Lo cierto es que hay una energía que está ahí desde siempre, conectándolo todo, como una fruta madura que puede recogerse. Unos la llaman energía cósmica, otros conciencia cósmica, otros archivos akhasicos, otros prana o energía de la vida... Lo importante es que la mente, en el pensar y en el imaginar, emite ondas susceptibles de capturar estas energías que están en todas partes y todo lo rodean. Tan sólo evocándolas, tan sólo sintiéndolas llegar éstas se manifiestan y se incorporan a la mente, al conjunto biomental que es el ser humano. Todo el mundo hace algo similar con el sol, sin darse demasiada cuenta: se tumba en la playa en verano y permite que su energía lo revitalice. Pero el sol "sólo" es una estrella que está cerca de nosotros y da energía calórica a nuestro planeta, mientras que la energía del vacio cuántico da vida y movimiento a todo un universo físico y mental y está en todas partes. Porque los átomos y subpartículas que fluctúan en el vacío son los mismos que forman las galaxias, los planetas, los bosques, los gusanos y las personas.

La ciencia moderna está cada vez más cerca de explicar la existencia física de la energía vital, que es una energía utilizable por la mente que en el mundo oriental ha sido reconocida y utilizada desde hace milenios, porque en su filosofía no es necesario demostrar las cosas que se creen. Todas las cosas que viven están vitalizadas por este hálito. Es muy fácil verlo: al lado de un pez vivo se coloca un pez muerto. La diferencia es clara. Uno dispone de energía vital y el otro no. Al lado de un anciano se coloca a un niño de cinco años. La diferencia por cuanto a cantidad de energía es perfectamente visible. No parece que haya mucho que demostrar, y sin embargo la ciencia occidental exige pruebas.

Bien, aquí no se trata de su existencia sino de su utilización. Y la captación y acumulación de energía vital es esencial para el funcionamiento positivo de la mente, porque es el combustible de la mente ganadora. El fenómeno funciona, y por lo tanto existe: si se trata de la energía del vacío cuántico, del soplo divino o de algo desconocido y paranormal y milagroso no es la cuestión que nos preocupa, sino su aplicación.

ADQUIRIR ENERGÍA VITAL

Para alcanzar cualquier objetivo, para correr cualquier carrera, para ganar cualquier concurso, para triunfar en cualquier declaración de amor, para conseguir cualquier crédito, para cerrar cualquier negocio, para crear cualquier familia, para vencer cualquier enfermedad, para montar cualquier empresa, para convencer en cualquier presentación, para ganar cualquier partido, para obtener cualquier trabajo, para triunfar en el arte, la ciencia, la política, la sociedad o el deporte, se necesita energía vital.

La energía vital la tiene cualquier ser vivo en mayor o menor grado. Pero un buen ganador la atesora sistemáticamente y le viene especialmente bien justo antes de cualquier reto.

Hay infinitos métodos para relajarse, desde visualizar en la mente cada músculo del cuerpo ordenándole que se relaje y viéndolo relajarse, hasta soñar con un mar infinito por el que se navega dulcemente o escuchar una pieza de Wolfgang Amadeus o Johannes Sebastián sentado en un sillón. Lo que importa no es el método (que es individual y cada uno deberá encontrar el que más adecuado le resulte) sino el que se alcance sin dificultad este estado más o menos beatífico conocido popularmente como ensimismamiento.

Una vez en este estado los métodos pueden ser asimismo variables, pero nuestro campeón virtual practica el siguiente: empieza por respirar lentamente. Inspiración que dura 4 segundos, espiración que dura 4 segundos. A cada inspiración captura la energía vital que está en el éter a su alrededor. A cada inspiración, nota que la energía vital le penetra y se queda dentro. Cada vez que espira, elimina la energía negativa que subsiste en el cuerpo. La secuencia dura cinco minutos.

Sin cambiar de posición sigue respetando la cadencia respiratoria, y ahora levanta los brazos hacia el cielo, donde visualiza la brillante energía del cosmos, y los mueve formando una bola gigante de energía que luego va aprisionando entre las palmas de las manos hasta que quedan separadas diez centímetros una de la otra. Siente su calor en las palmas durante quizá un minuto. Luego pasea las palmas cargadas de energía sobre su cuerpo (diez centímetros de distancia) o las coloca concretamente sobre el lugar que más lo necesite: el corazón, el cerebro, el sexo, etc. Repite las dos secuencias (captura y donación) las veces que crea oportunas. Cuando ha terminado sigue descansando (a veces incluso durmiendo) un periodo indeterminado de tiempo.

La energía vital así atesorada es de efecto inmediato. Naturalmente, y para conseguir un efecto más permanente, practica las secuencias todos los días.

Hay personas que literalmente han vuelto a la vida con éste o similar método. La energía vital es la base inicial de cualquier proyecto ganador. Pero donde sus resultados son más espectaculares es con las personas enfermas.

Otro magnífico sistema de capturar energía vital es la integración total con el mar. Flotando en el agua, en un lugar tranquilo, mejor con unas gafas y un tubo de snorkel, se mete la cabeza en el agua y se abren brazos y piernas mientras se contempla el gran azul. Hay que quedarse así, flotando, libre de gravedad, mientras se siente la energía del mar penetrar por cada uno de los poros de la piel, por la frente, por la cabeza, por las extremidades: la energía penetra a la vez por todo el cuerpo físico. Hay que dejar la mente libre para que interprete su propia concienciación e integración con el medio marino y se armonice con el ritmo del mar.

Hay más métodos, igualmente eficaces si la mente los adopta como suyos. Por ejemplo: descalzo sobre la tierra abrazarse a un árbol, que es una fuente que captura energía de más arriba, del sol, del aire, de la lluvia. Cada uno puede descubrir fuentes y usarlas como elemento energético.

LO QUE LLAMAMOS SUERTE ES ENERGÍA

Un solo pensamiento positivo ya es un poco de suerte. La forma más alta de energía positiva se llama amor.

Einstein sintetizó matemáticamente lo que podría ser una fórmula de amor: $E=mc2$. Esta maravillosa ecuación parece establecer una afectuosa relación entre un universo espiritual y un universo material y lo hace con asombrosa simplicidad.

La fórmula dice que energía y masa son cualitativamente la misma cosa, sólo que a distintos lados del signo igual. ¿Es m el mundo material y E el mental? No lo sabemos. Pero lo cierto es que la energía es una fuerza poderosísima; tanto que para igualarla a una masa tenemos que multiplicarla por una constante desmesurada que es la velocidad de la luz al cuadrado. Y está dentro de todos nosotros.

Así pues, para acumular energía la mente ganadora piensa en positivo, que es el signo (+) de la dualidad, cuya más alta manifestación es el amor. ¿Qué de más positivo puede haber que el amor de una madre por su hijo, por ejemplo? ¿Qué de más generador de energía y de suerte? Positivo, suma. Negativo, resta. No puede ser más evidente.

Cualquier proyecto que conciba la mente humana, cuando se rodea de energía positiva, es decir, del amor en cualquiera de sus formas –entusiasmo, alegría, afecto, amabilidad, cariño, ilusión-, es un foco de energía (E) que acabará forzosamente en el otro lado del signo igual (m) es decir, materializado de alguna manera. El hecho tiene la misma lógica que si uno gira el volante de su coche a la derecha, el coche entero gira a la derecha. Se genera una causa y se produce un efecto.

También es posible atesorar mentalmente energía positiva -sin tener ningún proyecto concreto en que aplicarla-, y almacenarla para un propósito posterior. Es la energía de las emociones. Por ejemplo la compasión que, según los budistas, es una de las formas más potentes de generar energía positiva y almacenarla. De solidaridad, de ayuda, de tolerancia, de amistad, de comprensión. Todas portadoras de buena suerte. El amor genera fortuna.

Compasión por los que sufren, por los que fallan, por los que pierden, por los que no tienen nada. Compasión positiva, que es solidaridad. No compasión negativa, que es pena.

La energía positiva generada por la compasión solidaria (estoy a tu lado) beneficia a los que sufren y hace que su suerte tienda a mejorar. El amor desinteresado es la forma más pura de energía, la que crea materia, la que ayuda a crecer a los que parten de cero, la que sobrevive a la eternidad, la que hace que el universo se mantenga unido y la que justifica la existencia y el vivir.

La mentalidad ganadora es extremamente generosa con esta energía que ella misma genera y cuanta más da, más tiene, porque en el efecto de dar se genera un vacío que la energía del éter se encarga de rellenar inmediatamente. Así que sólo tienes lo que das, como dijo el filósofo indio.

LA FUERZA DE LA MENTE

Es tan poderosa que puede materializar universos. Es tan veloz que supera la velocidad de la luz. Es tan mágica que es el origen de la vida.

La mente es el instrumento de la energía, una vibración que, una vez detenida, precipita en materia. Antes de toda materia, antes de todo espacio, y de todo tiempo y de todo suceso ha existido pensamiento.

¿Es el universo el resultado del pensamiento energético de un dios concentrado en un punto, que adquiere tal nivel de densidad que cuando la vibración se detiene precipita en materia y explota en un big bang? ¿Es esta energía tan pura y maravillosa llamada amor la que cuando se captura y detiene da origen a la consciencia de un ser vivo? No lo sabemos. Pero sí sabemos que nuestros pensamientos no ocupan lugar en el espacio, no están sometidos al tiempo y viajan por el exterior de las leyes de la física.

La debilidad del pensamiento humano se debe en general a su gran dispersión. Una mente ganadora es simplemente la ejecución de un tipo de pensamiento concentrado y redundado en una cuestión concreta que es la que trata de materializar y que va adquiriendo densidad. A más concentración, a más redundancia, mayor vibración. Luego la mente deja de pensar (detiene la vibración) y la energía condensada se derrumba en forma de materia, metafóricamente hablando.

Cualquier programa mental necesita por ello terminar en algún momento para darle tiempo a realizarse. Un pensamiento sostenido ad infinitum no encuentra el espacio-tiempo físico para materializarse porque la vibración no es detenida nunca. Puede ser muy útil al desarrollo espiritual de la persona (nunca dejes de rezar) pero no servirá para la consecución de objetivos materiales y concretos.

Una de las características más sorprendentes de la fuerza del pensamiento es su capacidad para combinarse y reforzarse con un pensamiento similar proveniente de otra fuente. No son fuerzas que se suman, sino que se potencian en una progresión más que geométrica. Cuando muchas mentes piensan juntas en lo mismo, la fuerza puede adquirir niveles asombrosos.

LA FUERZA DEL AMIGO

Un amigo es una persona que te ayuda a ser como eres, que te anima a ser como eres porque le gusta como eres. Un buen amigo puede ser tu pareja, tu hermana, tu vecino o simplemente alguien que te conoce y le gusta como eres. Cualquiera. Y, muchas veces, alguien totalmente inesperado. Es una reserva de energía suplementaria, limpia y gratuita, que recibe el campeón.

Luego están todos los que le quieren mucho pero que no cesan en su empeño de intentar cambiarle. Presionando siempre para enmendarle, contradiciendo todo lo que opina y pareciéndoles mal sus actitudes, desaconsejándole acciones de cualquier tipo (especialmente las audaces) e intentando igualarle de una vez por todas al nivel de su propia estupidez pasiva. Tal vez le quieran mucho, pero no son amigos.

El campeón suele tener claro qué clase de relaciones le interesan en su carrera hacia las metas previstas. La capacidad de rodearse de gente activa y positiva es una de las claves para llevar cualquier tipo de empresa hacia el éxito, de desarrollar proyectos creativos y generar nueva actividad y riqueza. Pero no siempre es fácil. Los amigos se pueden escoger pero los familiares no tanto. Tener al lado alguien que cree en tí y te ayuda, que piensa en positivo y te insufla confianza es tener un tesoro.

La mente humana es muy compleja y poderosa, al tiempo que profundamente influenciable. Las llaves que abren, desnudan y exponen la mente a la influencia (benéfica o pérfida) de los demás se llaman emociones. ¿Quién controla las emociones? La verdad pura es que las emociones no se pueden controlar. La inteligencia emocional es capaz de increíbles hazañas y también de tremendos errores. Muchas veces la mente ganadora está tan ocupada en su proyecto que necesita de la solidaridad y el apoyo de una mente amiga para hacerle ver que la vida consiste en más cosas que este proyecto, u otras veces (muy especialmente en la enfermedad, contra la que el campeón combate solo) para mantener la motivación que fácilmente se diluye cuando existe el dolor o la pena.

En la vida se necesita a alguien en quién confiar. Una mente ganadora elegirá una relación con quién armonice, que le atraiga, con quién poderse relajar sin máscaras. ¿Puede salir mal? Por supuesto. Pero no es ésa la actitud del campeón. Saldrá bien. Seguro. Y mientras dure la entrega será total. Mientras dure el proyecto la implicación no puede tener condicionantes; ha de dirigirse limpiamente hacia la meta con todas sus consecuencias. La fuerza del amigo estará ahí para empujar.

LA ENERGÍA DEL BEBÉ

Si hay algo que contenga en sí mismo una pasmosa cantidad de energía positiva acumulada, que se puede sentir solamente sosteniéndolo en los brazos, es un bebé humano. En él se concentra toda la energía del querer vivir, del querer proseguir de la estirpe humana, del ser receptor del cariño infinito de la madre que lo ha hecho nacer.

Habitualmente los padres de un bebé son los beneficiarios primeros de esta energía extrema, que suele volverlos más activos, más laboriosos, más comprensivos y más sacrificados, y los resultados se acostumbran a notar en seguida (por eso se dice que un bebé viene con un pan bajo el brazo). Una forma nueva de ver la vida con la presencia de alguien que no puede valerse por sí mismo y que necesita cuidados y protección, pero que suministra la energía suficiente para que se los den y más aún.

Un campeón tiene muchas fuentes energéticas y una de ellas es la amistad auténtica, y la amistad con un bebé es la más potente de todas. Ese ser humano pequeñito de alma no contaminada, libre de cualquier forma de pensamiento negativo elucubrador y especulativo, ingenuo y limpio, devuelve su amistad y amor en forma de energía pura a quien le quiere, a quien le sonríe, a quien juega con él. Es tan fácil amar a un bebé! Y cuanto más amor recibe, más da, y obliga a vivir en tiempo presente y obliga a ser feliz, y obliga a tener contacto físico de caricias... Pocas experiencias energéticas son tan visibles en sus efectos como el amor a y de un bebé.

El impulso del amor -que es la única forma de energía inmortal que existe en el universo-, pone la materia en marcha y hace que el planeta tierra dé vueltas. Desde la bacteria que 4.000 millones de años atrás deseó fusionarse con otra (y preguntó: ¿hay alguien ahí?) hasta el amor de una madre humana por su bebé recién nacido -pasando por todos los amores imaginables: por una patria, por un hermano, por una naturaleza-, la fuerza del amor impulsa la evolución y es indestructible. Todo eso puede sentirse mirando los ojos de, por ejemplo, un bebé-niña de un año de edad que sonríe y parece decir: ¿quieres quererme?

La implementación de programas mentales ganadores:

CÓMO SE HACE

La simulación es el gran y sencillo secreto del manejo de la mente. En el cerebro humano, tanto poniendo en marcha una actuación real como sólo imaginándola, **actúan los mismos mecanismos.** Por las mismas redes neuronales circulan los mismos impulsos; las mismas substancias se vierten al flujo interneuronal y lo excitan. Y ésta es la base del refuerzo progresivo de la mente en una habilidad concreta, que por repetición va depositando capas de información y crea nuevas conexiones en la red neuronal de la zona dedicada a estas tareas y acaba conformando un núcleo moldeado lo bastante hábil como para poder gestionar un propósito concreto. Por ejemplo aprender una nueva lengua es el proyecto: se empieza emulando las frases del instructor, que se repiten y utilizan en contextos variados. A base de un esfuerzo constante y redundante, se acaban implantando en el hipocampo cerebral, y forman un área propia o "bulto" de donde el cerebro recogerá la información cuando necesite hablar esa lengua.

De la misma forma que se implanta una nueva lengua en el cerebro se implanta también una nueva actitud, pero hay que ser estudioso y activo.

El cerebro adulto es extremadamente receptivo si se le pone en posición de serlo. El cerebro de un niñ@ es de por sí cien por cien receptivo todo el tiempo, porque está en rápido desarrollo y porque está concentrado en el tiempo presente. A un cerebro adulto hay que redundarle bastante para que implemente la información y la incorpore; al cerebro de un niñ@ bastará con unas pocas veces.

Implantando las actitudes pronto se siente el deseo de la acción; se trata entonces de generar la emoción que lleva a la voluntad y que llega a imaginar el proyecto. Cuando se tienen un proyecto y una ilusión el objetivo está más cerca: sólo hay que ponerse en marcha. ¿Quién lo pide? El área del cerebro que ha sido programada para ello. ¿Quién dirige? El pensamiento generado por la voluntad. ¿Cómo se hace? Moviéndose en el sentido de la creación de oportunidades. De crear muchas oportunidades. Es evidente: cuantas más oportunidades de gol, más goles.

LA MENTE RECTORA

El nivel consciente de la mente, siendo cuantitativamente quizás tan sólo el diez por ciento de la mente humana total, es el más importante, y es el que nos permite reflexionar, aplicar la lógica y relacionarnos e interactuar con las demás personas.

Desde el punto de vista cualitativo, la capacidad intelectiva de la mente consciente ha experimentado un desarrollo importantísimo en los ultimos decenios debido al avance de la tecnología (en muchos aspectos el avance tecnológico es superior al avance intelectivo del cerebro humano) y del humanismo. En el mundo subsisten todavía sin embargo tremendos problemas sociales que afectan millones de personas, y no parece que el aumento de esta capacidad haya solucionado para nada este tipo de cuestiones. En todo caso, la mayor capacidad intelectiva se ha direccionado más al desarrollo del universo cibernético (que es una especie de subconsciente virtual colectivo de la humanidad) que a preservar Gaia, el planeta Tierra vivo descrito por James Lovelock en su famosa teoría.

La mente consciente es la directora general de la mente global del individuo, y ya sabemos que su potencial es enorme, pero también sabemos que su raciocinio se encuentra condicionado en gran manera por las emociones, generalmente negativas y a menudo maléficas, en el mundo actual. El egoísmo, la soberbia, la sed de dominar y adquirir poder y fortuna todavía campan a sus anchas como ideas centrales de la actuación humana.

Por eso una utilización global y armonizada de la mente lleva más fácilmente al nivel efectivo y humanista del campeón. Tan importante como desarrollar la inteligencia consciente es ahora hacerlo también con la subconsciente, ese superego interior con capacidades de computación superiores a cualquier ordenador en fuerza intelectiva. Un nuevo músculo mental se añade así al conjunto. En el deporte está resultando extremamente efectivo y es fácil darse cuenta que, cuando parecía que todos los récord estaban batidos, cuando parecía que se habían alcanzado todos los límites, de pronto siguen cayendo récords y más récords, algunos auténticamente increíbles. La mente no tiene límites.

LA IMAGINACIÓN COMO HERRAMIENTA DE LA VOLUNTAD

La imaginación entra al servicio de la voluntad a partir del momento en que decidimos programarnos para ser ganadores es decir, para alcanzar nuestros objetivos de manera justa y razonable. Imaginar extensamente es probablemente un privilegio único de la especie humana y es el instrumento que nos concede el libre albedrío, puesto que podemos programar y modificar la voluntad utilizándolo.

Imaginar lo que queremos ser y hacer es fácil pero requiere de un sistema operativo riguroso, sin el cual los conceptos imaginados se diluyen en el éter mezclados con pensamientos y deseos de todas clases, propios y ajenos.

Se trata pues de la emisión y mantenimiento de imágenes cuidadosamente imaginadas, definidas con toda precisión y mantenidas con gran atención.

Cuando esto es así, los pensamientos visuales inician entonces un proceso de acción sobre los automatismos instintivos y afectivos del subconsciente, y empiezan a modificar las tendencias de actuación en el sentido deseado.

El cerebro transmite impulsos específicos a los músculos para movilizarlos. Cuando el movimiento muscular es imaginado, el cerebro genera igualmente un impulso específico idéntico al del movimiento real. Esto significa, según una teoría llamada psiconeuromuscular, que los impulsos utilizan los mismos canales neuronales para ambas gestiones, creando estructuras de cierto automatismo según órdenes de la voluntad o de la imaginación indistintamente. La sola evocación del movimiento o de la acción dispara los impulsos.

Así resulta en definitiva que el sistema nervioso puede, por medio de repeticiones constantes, establecer un patrón de conducta subconsciente capaz literalmente de cualquier cosa. La visualización repetitiva, acompañada por ejemplo de la evocación de olor y sonido cuando es oportuno o de cualquier otro signo periférico reforzante, acaba resultando en un patrón de comportamiento. El subconsciente es el disco duro que graba estos impulsos, como tantos otros que recibe de forma involuntaria, y todos juntos acaban conformando la personalidad y sus actuaciones. Gracias a la función de la imaginación el ser humano puede programarse a sí mismo, siendo ésta probablemente la cualidad que lo ha hecho progresar tanto en relación a los otros animales. El ser humano es dueño de sí mismo si así lo desea. Deseo que convertirá en imaginación, y luego en motivación, luego en voluntad, luego en ilusión, y luego en realización.

LAS IDEAS COMO ANTESALA DE LOS HECHOS

Sólo pueden hacerlo los humanos, y por eso mismo lo son: imaginar algo.

Imaginar lo que viene, imaginar lo que podría ser, imaginar algo que ojalá sucediera. Imaginar cómo resolver una dificultad. Imaginar cómo se va a alcanzar una meta. Se llaman ideas.

Sólo pueden hacerlo los humanos, y por eso mismo lo son: cuestionarse los viejos programas. Desconfiar de las verdades inmutables, dudar sobre lo indudable. Esta es la base del progreso y de la creatividad.

Sólo pueden hacerlo los humanos y por eso mismo lo son: modificar las propias pautas de comportamiento. El pensamiento condiciona el comportamiento. Si alguien dice: jamás lo conseguiré, este pensamiento condicionará de tal manera la actuación que efectivamente jamás lo conseguirá. Si alguien dice: yo no valgo para esto, esta idea impedirá tener éxito en lo que se intente porque no sólo uno mismo, sino todos los que están alrededor de uno, acabarán pensando que en efecto no vale para esto.

La esencia inmaterial que más adelante acabará conformando el hecho se llama pensamiento.

Este pensamiento de base abstracta tiene que conformarse, a través de la imaginación, en una auténtica visualización del hecho proyectado en forma de imágenes concretas y nítidas. De la misma manera que un arquitecto dibuja la casa en un papel antes de construirla, el pensamiento debe formar una imagen virtual del objetivo pretendido sobre la que trabajar: muy específica, muy detallada, redundante.

El resultado final es una auténtica sugestión. La sugestión crea entusiasmo e ilusión que, unidos al trabajo, acaban materializando un objetivo concreto.

Pensamiento de un dios : hágase la luz

Hecho de un dios   : y la luz se hizo

LA CONEXIÓN MENTE-CUERPO

Es hoy día un hecho innegable, aunque no se le conozca la mecánica, que el cuerpo y la mente están tan indefectiblemente relacionados que las actuaciones de la mente tienen efectos visibles y mesurables sobre el estado y evolución del cuerpo físico. El efecto benéfico del pensamiento positivo sobre el metabolismo en general y sobre el sistema inmunitario en particular está pautado y comprobado. Con el pensamiento positivo se activan circuitos cerebrales de recompensa que segregan hormonas y neurotransmisores que estimulan la respuesta inmunitaria, no tan sólo en la lucha contra la enfermedad, sino también en el efecto anti-estrés (oxitocina y prolactina) que genera sensaciones de placer y bienestar.

El pensamiento positivo (ganador), emitido a partir de técnicas meditativas, autoprogramación mental, oración, arteterapia, Tai-Chi o cualquier otra forma de emitirlo, activa y mejora cosas tan dispares como la producción de leche durante la lactancia y el establecimiento de los lazos afectivos entre la madre y el bebé; el estado en los pacientes de esclerosis múltiple; el alivio de la artritis reumatoide y la protección del organismo contra virus y bacterias; la patología cardiovascular o el síndrome de colon irritable. Es especialmente recomendable como paliativo en el cáncer de mama y de próstata, de la depresión y de la hepatitis y es terapéutico en cientos de enfermedades y en procesos paliativos en enfermos terminales.

Está claramente demostrada la influencia de la mente sobre la materia, que actúa mediante un inconsútil gas llamado pensamiento positivo. Y en cualquier caso es facilísimo comprobarlo uno mismo. ¿Qué es el pensamiento positivo? Es la emisión por el cerebro de unas ondas electromagnéticas estáticas, benéficas (porque tienen un contenido de buenas intenciones) y de baja intensidad, sazonadas con otras de más alta intensidad (direccionadas) llamadas emociones. Quien controla este tipo de pensamiento, dirige la emoción y actúa sobre la materia. La interrelación mente-cuerpo es una forma de inteligencia integral, y es un arma con la que el campeón va a dirimir sus combates en pos de la victoria.

ANATOMÍA DEL MÚSCULO MENTAL

Se podría decir que el cerebro es el disco duro y la mente el programa de software.

Con el disco duro se nace, y con el crecimiento natural la red neuronal se amplía, las conexiones entre neuronas se multiplican y la capacidad de este instrumento físico va en aumento siempre que esté debidamente estimulado:

de hecho el aumento no terminaría si no fuese por el deterioro lógico de la edad avanzada o de una enfermedad. A más actividad cerebral, más desarrollo.

La mente es el factotum de la actividad cerebral. (La ciencia no ha conseguido todavía establecer los parámetros físicos por los cuales cerebro, mente y cuerpo se hallan relacionados, pero sí han quedado demostrados muchos resultados de esta relación, por ejemplo en el característico efecto placebo en el que se le facilita al paciente un medicamente inocuo haciéndole creer que es algo muy especial y hacer desaparecer con ello el dolor o la enfermedad misma) El caso es que los infinitos programas que gestiona la mente humana estimulan continuamente el músculo cerebral del mismo modo que un atleta ejercita sus bíceps o sus dorsales, y hacen que se mantenga en forma y prospere.

Este conjunto de cerebro-mente tiene seguramente una gran número de niveles en los que trabaja, que las filosofías orientales y los psicólogos occidentales han tratado de acotar o clasificar de muchas maneras. Desde el punto de vista general y práctico cabe considerar tres niveles básicos, que son el consciente, el subconsciente y el inconsciente (Freud los llamaba Ego, Super Ego e inconsciente; algunos psicólogos actuales especializados en técnicas de biofeedback que miden electrónicamente las ondas emitidas por los tres niveles de pensamiento los llaman beta, alfa y gamma).

El consciente es el nivel donde el núcleo de la información o estímulo central dominante se recibe, se decodifica y se incorpora al cerebro. El subconsciente sería un nivel donde se recibe el mensaje en su globalidad, es decir, acompañado de la pléyade de signos periféricos de segundo plano que envuelven el mensaje principal o foco de la dominancia y que habitualmente no son discernidos por el nivel consciente. El inconsciente se considera un nivel de control de los automatismos (corazón, respiración, parpadeo, etc.), además de entrelazarse posiblemente con los sentimientos humanos (inteligencia emocional).

El subconsciente es el gimnasio donde se va a desarrollar el músculo mental del campeón. La potencialidad de este nivel es más que extraordinaria. Guarda para siempre toda información recibida y desarrolla las habilidades en base a repeticiones programadas y sistemáticas. Es entonces capaz de automatizar acciones espectaculares y cálculos increíbles.

Por ejemplo: un jugador de tennis saca a una velocidad de doscientos kilómetros por hora y el subconsciente de su rival, sólo mirando y en milésimas de segundo, calcula en qué punto del espacio estará la pelota cuando vaya a golpearla y ordena al consciente que mueva la raqueta con la fuerza precisa para ponerla en tiempo y lugar necesarios no sólo para devolverla, sino para colocarla en un lugar de la pista lejos del alcance de su adversario. Para este cálculo matemático-espacial que el subconsciente entrenado ha resuelto en tres centésimas, un ordenador potente necesita unos cuantos minutos, y un cerebro humano en operaciones de cálculo quizá una hora. La potencialidad de este nivel es tan fenomenal que, una vez ejercitado, permite proezas propias de campeón.

El nivel subconsciente es además el santuario donde se genera la intuición, que es el resultado del pensamiento ilógico, una especie de reflexión irracional no consciente que aflora a partir de datos previos (signos periféricos de segundo plano) almacenados automáticamente. El campeón ha de sintonizarse con ella, en un estado en que su mente entra en sincronía con el entorno temporo-espacial y su acción física se reproduce en la mejor de las condiciones posibles.

Este es el genuino nivel de la mente que nos puede hacer definitivamente ganadores (o perdedores), y por eso el que aquí interesa.

MENTE ASOCIATIVA
MENTE DISOCIATIVA

La ciencia ha conseguido establecer y medir la clase de ondas electromagnéticas que genera y emite un cerebro bajo los diversos estados diferenciados de conciencia, de los cuales aquí nos interesan dos. En líneas generales está aceptado que una mente instalada en la reflexión analítica, en la lógica, la crítica o el juicio racional emite ondas registrables de una frecuencia de 14 herz. Es la consciencia natural de un cerebro humano prestando atención sostenida y esforzada: tratando de relacionar la información que está adquiriendo en este momento con la asimilada previamente, a partir de la computación y combinatoria de estos datos con los precedentes. Es el nivel consciente, en el que trabaja la mente asociativa.

El nivel subconsciente del cerebro es donde trabaja la mente disociativa. Este nivel genera y emite ondas electromagnéticas de entre 8 y 13 herz y se ha descrito como una especie de registro meditativo de información y emociones, próximo a la autosugestión y al embeleso. Se accede a él habitualmente de forma no voluntaria, siendo el más característico el que precede y sigue al sueño profundo (no completamente dormido ni completamente despierto). De modo voluntario y natural se puede acceder a él con la relajación, la meditación, el encanterio, la sofrología, el recogimiento, la interiorización, la sugestología, la oración, la mística, el hinoptismo o el yoga. Y de modo voluntario y artificial por supuesto con algunas drogas, cosa evidentemente más que desaconsejable por sus efectos nocivos. La mente disocia la información del enorme caudal de registros de que dispone y extrae resultados o conclusiones por el exterior del núcleo de la lógica y en base a una cantidad de datos muy superior a la del nivel consciente. El cerebro puede hacer esto cuando se encuentra en el estado conocido como de ensoñación (en lenguaje infantil quedarse encantado o en babia), de meditación profunda; es el nivel de la recepción sugestológica, nivel alfa de la mente, nivel pre-sueño y pre-vigilia, nivel subconsciente, nivel sofrónico, Yo Superior, Entidad Suprema y músculo etéreo donde está la mente iniciática y ganadora. Se le puede llamar de muchas maneras pero es el mismo.

Hay quien dice que la proporción de utilización entre la mente asociativa y la disociativa es de diez a noventa (de ahí viene quizás aquella idea famosa que sólo utilizamos el diez por ciento de nuestra inteligencia), pero lo cierto es que sólo ahora se están empezando a gestionar seriamente las técnicas que permiten el acceso voluntario y la utilización del enorme potencial de la inteligencia disociativa, especialmente con fines deportivos. Es el "músculo de la mente".

La meditación es un estupendo sistema de acceso a este nivel, donde los monjes tibetanos, por ejemplo, se manejan a sus anchas. De hecho, y desde hace unos años, muchos neurólogos occidentales estudian el cerebro de personas tanto en estado meditativo como en estado no meditativo, con resultados sorprendentes. En un estudio realizado en algunas universidades americanas se descubrió que las personas de temperamento optimista y positivo presentaban, en estado meditativo, una pauta de actividad persistente localizada en ciertas regiones cerebrales de la corteza prefrontal izquierda, mientras que las de carácter más negativo y pesimista las presentaban en la corteza prefrontal derecha. El mismo test efectuado a un monje budista de edad avanzada, que tenía un aspecto de radiante felicidad y equilibrio consigo mismo y con el entorno, dio como resultado una actividad de la corteza prefrontal del cerebro mucho más a la izquierda que en el resto de personas testadas. En estado no meditativo nadie presentaba actividad de la corteza prefrontal, ni izquierda, ni derecha.

LA ACTITUD AUTOSUGESTIVA

Es propio de la mentalidad campeona poner atención a las sugestiones que vienen de dentro de uno mismo es decir, de la profundidad del nivel subconsciente en el cual se genera un tipo de información paralelo, en general un poco confuso, pero muy útil si se sabe escuchar y admitir tal como viene, dejándolo que aflore sin analizarlo ni cuestionarlo.

La mente consciente ha aprendido a escucharlo desde una postura de ensimismamiento, dejando llegar los datos; a veces durante el relax, a veces en situaciones de estrés, pero con la mente abierta a la voz interior. Me lo dice el corazón, tengo un presentimiento, estoy seguro que es así...

En realidad, con esta actitud se trata de establecer desde el nivel consciente un diálogo con las zonas cerebrales más profundas (o, si se quiere, armonizar los hemisferios izquierdo y derecho del cerebro) que son las que atesoran los datos más globales y que es una forma estupenda de obtener el máximo potencial de los circuitos neuronales. Las conclusiones y los razonamientos lógicos se irán acostumbrando así a armonizarse con las sutiles sugestiones subconscientes para un rendimiento global del pensamiento.

Se ha instalado pues de este modo un sistema de feedback de la información, que se alimenta a sí mismo y que empieza con la programación regular del nivel subconsciente y continua con la devolución de datos sobre comportamiento y acción. Toda la información que circula tiene que ser de carácter estrictamente positivo. Se dice que el subconsciente no comprende las formulaciones negativas, que son un invento extraño de la mente consciente. De este nivel, tanto de los impulsos programáticos que se reciben como del mensaje sugestivo que se emite han sido suprimidas las negaciones. Si el nivel consciente emite un mensaje que contiene una negación ("no quiero que esto ocurra") el nivel subconsciente borrará el "no" y dejará el mensaje en "quiero que esto ocurra". La imaginación negativa no existe. No se puede decir "no imagine un barco de vela navegando por el mar", porque lo que justamente se imagina en el mismo instante es "un barco de vela navegando por el mar". Las formulaciones negativas son peligrosísimas, puesto que con ellas se suele conseguir justo lo que se trataba de eludir.

FABRICANDO BUENA SUERTE

La palabra suerte está aquí empleada en el sentido de destino. Para canalizar un destino en la dirección deseada (conseguirlo será buena suerte), existen históricamente dos fórmulas ahora refundidas en una única.

Para las filosofías orientales la fórmula secreta ha consistido desde siempre en la mentalización de los objetivos materiales o espirituales que, a través de la meditación y la oración tántrica, teóricamente acaban especificándose en la realidad. (filosofía soñadora)

Para las filosofías occidentales la fórmula secreta ha consistido desde siempre en el trabajo duro, sin concesiones, la analítica, la planificación, la estrategia, la competitividad y la lógica de trabajo, conceptos que teóricamente acaban materializando una realidad más próspera. (filosofía trabajadora)

Las dos fórmulas son correctas pero insuficientes por sí solas. Hay que implementar ambas a la vez. Algún gurú holográfico explicitó la fórmula de esta forma ilustrativa:

De noche sueñas lo que quieres conseguir.
De día trabajas para conseguirlo.

Tienes que hacer las dos cosas, cada noche, cada día, porque:

Si sólo sueñas, serás un soñador.
Si sólo trabajas, serás un obrero.

(Y ni los soñadores ni los obreros acostumbran a conseguir jamás nada)

Es evidente que para que esta formulación funcione hay que aplicarla repetidamente y sobre un periodo de tiempo suficiente. Los objetivos tienen que estar muy clara y sencillamente formulados y ser fáciles de visualizar y no estar mezclados con otros suplementarios. No hay que ser aleatorio en el soñar o en el trabajar ni perder de vista el destino final de las propósitos. No hay que encaminar los esfuerzos en una dirección excesivamente modificada durante el trayecto. No hay que aflojar en ningún momento.

Estas técnicas aplicadas por un grupo de trabajo con un mismo objetivo es decir, cuando todas las mentes y todos los brazos concentran pensamientos y esfuerzos en una sola dirección, son de una potencialidad extraordinaria. De hecho no existen límites a la fuerza combinada de las mentes humanas sobre un mismo objetivo y casi todos los logros humanos importantes son resultado de esta sinergia mental de voluntades.

LIMPIARSE DE ENERGÍA NEGATIVA

La gente normal trata de liberarse de la acumulación de energías negativas (traumas, disgustos, inseguridades, estrés, dudas, timideces, tragedias, nervios) acudiendo a un siquiatra. La idea es: vamos a ver si logro traspasar toda esta mierda a un tío que cobra para esto (el barman ya hace tiempo que dejó de hacer esta función y, en cualquier caso, era sólo para clientes masculinos). Lo que ocurre es que el siquiatra, o está más loco que el propio paciente, o hace tiempo que se construyó una coraza mental impenetrable en la que rebota toda energía proviniente de la clientela tanto si es positiva, negativa o neutra:

-A la sesión de hoy me he traído a mi señora, doctor -dijo el paciente haciendo un gesto de presentación hacia su lado.
El médico miró a su lado y no vio a nadie.
-Bien, dígale que se siente en aquel sillón y pregúntele si quiere tomar algo.

Existe una forma de parasitismo llamada vampirismo, muy extendida, que consiste en utilizar un amigo o amiga aficionado a la psicología, de éstos que intentan usar la vida interior de uno mismo como terreno de prácticas, y descargarle todos los problemas y todas las angustias, con el resultado de crear un hueco mental a continuación rellenado con la energía positiva del amigo (que se va a casa habiendo rellenado su propio hueco mental con la energía negativa que le ha sido obsequiada) Así liberado, el vampiro podrá funcionar unos días tranquilo y optimista, aunque pronto volverá a las andadas porque es incapaz de generar energía positiva por sí mismo. Este sistema es triste y obviamente desaconsejable.

La manera más directa y eficaz de librarse de la energía negativa es reír. Ahora bien: ¿cómo reír cuando no hay motivo para ello sino más bien todo lo contrario? Ejercitando el humor como una auténtica disciplina de trabajo:

como espectador al principio, más adelante como partícipe. Leer libros y revistas humorísticos, ver películas y obras de teatro cómicas, tratar de practicar el humor con los amigos, intentar ver el lado cómico de la vida y de uno mismo. Desarrollar conscientemente un auténtico sentido del humor.

La meditación trascendental, orientada por algún entendido, es también extremadamente productiva para liberarse de las cargas negativas.

RELAJACIÓN

Existen innumerables métodos de relajación y casi todos operativos. Ya se sabe que hay que estar en una postura confortable y respirar hondo y acompasadamente, serenando el ánimo, concentrándose hacia adentro. Se trata entonces de imaginar sucesivamente cada una de las partes de nuestro cuerpo, sus músculos, y ver mentalmente como las fibras se distienden y se aflojan, cómo se liberan de esa tensión defensiva que normalmente las envuelve como prevención de teóricas agresiones exteriores. O imaginar una lucecita encima de cada músculo con un interruptor que para relajarlo apagaremos.

O cualquier otra técnica imaginativa similar. Una vez el cuerpo totalmente relajado, podrá comenzar cualquier interiorización hacia ese fondo de la mente llamado subconsciente o identidad superior o nivel sofrónico. Nada hay de mágico en todo ello.

El sistema inmunitario es el mecanismo de defensa que tiene el cuerpo: las propias fuerza curativas del organismo. Cuando un agente patógeno penetra, los glóbulos blancos envían sustancias mensajeras que avisan al cerebro de su presencia. Entonces la hipófisis produce la hormona ACTH y la lleva hasta la glándula suprarrenal donde se crean hormonas específicas a la situación: cortisol como antiinflamatorio, adrenalina para aumentar la presión sanguínea... o lo que se precise en aquel momento.

También hay un impulso que va desde el hipotálamo al sistema linfático.

En las amígdalas, el bazo, el timo, la médula ósea, etc., los leucocitos aprenden a descubrir las substancias extrañas que no pertenecen al organismo. No sólo las derrotan sino que los anticuerpos y la memoria se conservan para la próxima vez que se repita la infección.

Pero las enfermedades y afecciones también pueden derrotar al sistema inmunológico, especialmente cuando el individuo se halla en estado de estrés. Las hormonas del estrés bloquean las defensas porque son auténticos inhibidores inmunológicos. Los estados de relajación, al contrario, refuerzan el sistema inmunitario porque le permiten actuar sin trabas. El nivel de salud de un individuo puede medirse por la potencia de su sistema inmunológico, y está claro que la relajación sistemática es un factor de extraordinaria ayuda a ello, puesto que elimina las barreras a la actuación de los agentes curativos i/o estimulantes.

Antes de la acción mental programática es indispensable la relajación (como antes de la relajación es indispensable la reflexión). Pero no antes de la acción física, en la que tiene que haber el llamado "estrés positivo", que es el tipo de tensión necesaria para el ejercicio del deporte y de la actividad muscular. La única relajación aconsejable antes de iniciar una acción física es la relajación muy benéfica de los músculos de la cara. Así lo hará el campeón deportivo: unos minutos antes de comenzar relajará los músculos de la cara uno por uno, que tendrá previamente aprendidos y visualizados, e inmediatamente después iniciará los estiramientos musculares y el calentamiento que pondrán los otros músculos del cuerpo en estado de alerta o tensión positiva.

Cualquier otro tipo de estrés es negativo: el "hiperestrés" (agitación) y el "hipoestrés" (inhibición), se pueden combatir desde la relajación global. En esto nos distinguimos de los animales que, ante una situación de peligro optan por el hiperestrés (lucha) si se sienten superiores, o por el hipoestrés (huida), si se sienten inferiores. No tienen en su mente ese maravilloso estadio intermedio de estrés positivo que permite luchar con elegancia y fairplay sin miedo a la derrota.

Así pues toda futura acción que se construya, cualquier combate, cualquier negociación o proyecto ha de ser iniciado desde un estado de serenidad. El pánico, la envidia, la duda, la ira, la prisa son factores negativos, auténticas hormonas-bomba de estrés que bloquean el éxito ya antes de empezar. La relajación es la puerta para penetrar en el interior y empezar a trabajar con la mente.

Para acceder a la relajación, y a este estado maravilloso donde los datos del subconsciente son modificables o donde se pueden implantar datos nuevos específicos, se puede partir de muchas posturas en las que uno se sienta cómodo, y cada persona individualmente puede descubrir y utilizar la suya. Aquí se van a resumir en las tres posturas físicas fundamentales conocidas como Las Tres Teorías.

TEORIA DEL ESPEJO

"El sistema nervioso podía, por medio de peticiones constantes, establecer un patrón de conducta subconsciente capaz de alcanzar verdaderos milagros"

Entre sorprendidos y admirados, un conocido grupo de psiquiatras americanos emitía esta conclusión después de estudiar exhaustivamente los mecanismos mentales de la meditación trascendental y de las técnicas tántricas de concentración e interiorización utilizadas por yoguis y gurús orientales de diversas filosofías y credos: budismo, hinduísmo, zen…" La aplicación de estas técnicas de entrenamiento mental no tiene por qué suponer la afiliación a ningún credo para que resulten útiles", era su siguiente reflexión. Todo dependía de uno mismo.

Efectivamente existen numerosos sistemas para acceder a la mente subconsciente, que es la que construye los automatismos que acaban formando la personalidad. El descubrimiento de que es moldeable por el propio sujeto (o si se quiere por otro al que podemos llamar psicólogo, psiquiatra, maestro o, más modernamente entrenador personal o coach) abre una ventana de posibilidades infinitas a la formación de patrones de conducta que conduzcan a objetivos éticos o épicos deseados por nosotros, siendo así dueños de nuestra mente y su desarrollo.

Estas técnicas son utilizadas hoy día por muchos deportistas, especialmente atletas. En ese importante momento anterior al inicio de la carrera, el corredor sitúa todos los músculos del cuerpo en estrés positivo y entra en concentración, es decir: se sumerge en el nivel subconsciente y visualiza la carrera tal y como quiere que transcurra. Luego vuelve al nivel consciente y se coloca en la salida preparado para llevarla a la realidad en el plano físico.

Cada uno debe desarrollar su propio sistema de acceder al nivel subconsciente (el músculo de la mente) y programarse para la acción. Como ejemplo se puede mencionar el método del espejo, de extenso uso entre los campeones deportivos y no menos entre ejecutivos y profesionales de los negocios. El procedimiento es el siguiente: el sujeto se coloca ante un espejo (que siempre será el mismo y si puede ser a la misma hora) de un lugar tranquilo e íntimo. Se observa lentamente y de modo general y se relaja durante unos minutos. Luego, se mira a los ojos, sin apartar la mirada de ellos ni un instante, durante algunos minutos, cada vez más profundamente. Se va interiorizando. Ha de tener un deseo, un objetivo, una meta que ha de existir en forma de concepto visual y ser sintetizado de forma sencilla y clara, en una frase de pocas palabras. La formulación consta de dos partes: la de petición y la de afirmación.

En la fase de petición, siempre mirándose a los ojos y con el concepto visual en la mente, se le va repitiendo la frase en forma de ruego al propio subconsciente. La repetición debe ser lenta, rítmica y tántrica, sin más límite de tiempo que el que uno quiera asignarse. En la fase de afirmación, el sujeto regresa al nivel consciente. Sigue mirándose a los ojos y también en general a todo el cuerpo, mientras repite la frase en forma afirmativa, como si ya hubiera conseguido el objetivo, sonriente, realizado.

Hay más cosas. Si uno se mira fijamente a los ojos, ahora a un ojo, ahora a otro, este movimiento repetido induce a la sincronización de los hemisferios izquierdo y derecho del cerebro. Al cabo de un rato de practicar el ejercicio se suele sentir la potencia del cerebro propio en todo su esplendor: se afirma la identidad, se reafirma la seguridad, fluyen iniciativas, ganas de hacer cosas, ilusión de diseñar proyectos y muchas sensaciones más. Practicarlo todos los días aumenta la percepción de ser dueño de la mente.

También uno puede mirarse a los ojos profundamente, durante un tiempo, mientras se pregunta quién soy yo realmente, quién es esta persona que me está mirando desde el otro lado del espejo. No siempre, pero a veces, inesperadamente, las respuestas pueden ser más que asombrosas.

TEORÍA DEL FARAÓN

En el Museo de El Cairo se puede ver y disfrutar de la estatua colosal del faraón Amenofis III y su esposa la reina Tiyi, de piedra caliza, de siete metros de alto por cuatro de ancho, impresionante muestra de capacidad artística y sensibilidad de la civilización egipcia.

El faraón se encuentra sentado en su trono, con la espalda recta, las piernas dobladas por las rodillas, las manos descansando sobre los muslos; una mirada abarcando el cosmos lejano y una sonrisa de comprensión y serenidad en los labios, como también su esposa.

Cada uno debe desarrollar su propio sistema de acceso al nivel subconsciente, que siempre pasa primero por alguna técnica de relajación muscular de las muchas existentes. Pero la posición del faraón parece sumamente adecuada a la interiorización despierta y la ensoñación como base de instalación de programas de comportamiento. Es más fácil acceder a la relajación muscular (sentado) que en la Teoría del Espejo (de pié), y tanto las fases de petición como las de afirmación son más serenas y menos agresivas.

En la fase de petición se repiten los lemas en forma de ruego al propio subconsciente. Lento, rítmico y tántrico, sin límite de tiempo y espacio, como ya se ha comentado. En la fase de afirmación no se regresa al nivel consciente, sino que se permanece en el subconsciente fijando los lemas en forma afirmativa, como si ya se hubiese alcanzado lo afirmado, sintiendo en la mente la plenitud del deseo realizado.

TEORÍA DE LA SIESTA

Aparentemente nada mejor que una cama para relajarse. Echado boca arriba, las piernas y los brazos ligeramente abiertos, visualizar los músculos individualmente y relajar sus fibras. Es fácil, aunque a veces se pierde la concentración y se queda uno dormido.

Esta posición es la que en todo caso suele llevar más cerca del sueño, y por tanto la más hipnótica. Es favorable a los objetivos energéticos y emocionales, a las curaciones, a las desintoxicaciones. Es muy útil para cualquier objetivo espiritual, a la compasión, a la caridad, al amor. Al descanso después de un largo esfuerzo mental y de estrés.

En el deporte es utilizada por atletas de velocidad y de competiciones de remo y vela. Se les puede ver tumbados boca arriba antes (pero no inmediatamente antes) de la prueba como si estuvieran echando una siesta (aunque en el caso del deporte sólo de cinco minutos). Están acaparando energía vital y concentración. Su mente está casi en el nivel donde se empiezan a fabricar los sueños. Luego se levantan frescos, con una moral nueva y ganas de empezar a trabajar. Y ahí comienzan a poner sus músculos en fase de estrés positivo.

Pero su mejor utilización es la curativa. Cuando se practica este tipo de profundización se utiliza sólo la fase de petición, obviando la de fijación que no es tan propia de un estado que fácilmente se irá diluyendo hacia el sueño. El mismo sueño que puede seguirle (del orden máximo de 20 minutos según los cánones y nunca más de 20 puesto que se entraría en sueño profundo y la recuperación sería lenta) será el fijador benéfico de las peticiones formuladas.

La práctica de la siesta es en general extremamente beneficiosa para el organismo, especialmente para el corazón, y puesto que se suele producir a la misma hora todos los días y en el mismo entorno físico, resulta en una redundancia sistemática y globalmente tántrica para el subconsciente. Puede practicarse en un sofá de despacho tan bien como en una cama, o incluso sobre una tupida alfombra y, aunque no se duerma, la sola relajación y el visitar la zona noble de la conciencia renuevan el ánimo y redirigen la mente a las metas previstas.

VISUALIZAR

A veces se piensa en palabras y a veces se piensa en imágenes. Lo habitual sería combinar las dos cosas. Hay quien piensa acompañado de una música mental que él mismo reproduce. Hay matemáticos que resuelven secuencias matemáticas visualizadas en la mente o ajedrecistas que juegan a ciegas porque visualizan permanentemente la posición. Hay quien traduce la música a sentimientos y sensaciones y quien la traduce a imágenes o colores. La memoria: ¿es gráfica o literal? ¿Recordamos las palabras con su significado visual, si lo tienen, y si no lo tienen les damos uno?

La mente del campeón está entrenada para generar imágenes útiles a su propósito porque sabe que, en general, la potencia de la imagen es más alta que la de la palabra. La mente permite generar imágenes asumiendo el rol de protagonista o de espectador, visualizándose el emisor como actor de la acción o como espectador que proyecta la acción sobre una pantalla mental.

En todo caso visualizar es una de las herramientas de mayor calibre de la mente, y sirve para acotar bien objetivos y deseos o reproducir la acción antes de que se haya materializado efectivamente. Sin embargo, hay que utilizarla correctamente para no obtener resultados contrarios a lo deseado.

Si se coloca la mente visual delante de un obstáculo que obstruye el paso hacia un logro (si se visualiza el obstáculo) se conseguirá un obstáculo aún mayor (material + mental). Si por el contrario se coloca la mente visual del otro lado del obstáculo (se visualiza solamente el logro) se conseguirá un logro sin haber tenido que luchar mentalmente con el obstáculo. El obstáculo habrá desaparecido por arte de magia, demostrándose fehacientemente que la mayoría de obstáculos son mentales.

Otro factor sorprendente es la capacidad de la mente visual de "adivinar" el futuro próximo. Con la práctica se puede entrenar el sistema de dejar la mente en blanco por unos instantes y hacerle una pregunta simple: "¿quién marcará el próximo gol?" "¿Hay una plaza de parking cerca?" ¿"Mamá va llamarme por teléfono esta tarde?" Y esperar contestación sin premuras. El resultado llega a los pocos instantes o a los pocos minutos y viene dado por el nivel sofrónico o subconsciente de la mente, que probablemente ha realizado un rápido cómputo de posibilidades y da un resultado con una, con la práctica, cada vez más alta probabilidad acierto.

Visualizar es fácil. La mente del humano moderno está tan entrenada en recibir imágenes construidas (cine, vídeo, televisión) que pronto aprende a confeccionar sus propias fotos y películas y proyectarlas a voluntad en la mente. Pronto será el director de las películas de las que será además actor y guionista.

LA VIDA ES UN PARTIDO DE GOLF

Antes de jugar un golpe hay que visualizarlo. Véase haciendo el swing; imagine un contacto perfecto del palo con la bola, oiga el sonido y observe el vuelo de la bola que describe una parábola perfecta y aterriza cerca del objetivo previsto. Luego, mientras hace el swing real, vuelva a imaginar otra vez toda la secuencia descrita. Visualícelo también en casa, entrenando golpes mentales, planificando partidos imaginarios.

Después pruebe de aplicar esta técnica a la vida misma. La vida es un partido de golf. Cada golpe es una batalla ganada o perdida; hay golpes muy importantes y otros que lo son menos, hay que jugar muchos golpes de distintas facturas y muchos hoyos que, todos juntos, formarán un resultado final definitivo.

No se puede prever o empezar ningún golpe sin apuntar concretamente. Apuntar a un objetivo: el centro de la calle, el green, un círculo imaginario de un metro que rodea el hoyo. Hágalo también en la vida, porque es lo mismo. Concéntrese en el golpe y no en el swing: el buen golpe mejora el swing; el buen swing no mejora necesariamente el golpe. Aplíquelo también en la vida. Piense en lo que quiere hacer y no en lo que no quiere que ocurra. Si tiene miedo que la bola vaya a parar al agua, irá a parar al agua. No ignore los obstáculos pero piense que forman parte del juego y, una vez posicionados en la mente, olvídelos completamente y céntrese en la acción.

Como en la vida, en el juego del golf es habitual rememorar y comentar con amigos las jugadas de partidos pasados. Nunca se empeñe en dedicar tiempo mental pensando lo que pudiera haber sido o pasado de no haber fallado esto o de no haber tenido tanta mala suerte en lo otro. Por el contrario, concéntrese en pensar y rememorar y comentar sólo aquellos golpes que salieron bien, visualizándolos una y otra vez y sintiendo la satisfacción de su ejecución. Hay que fabricar una biblioteca de recuerdos positivos de la que echar mano en momentos de desmoralización o ansiedad. Los recuerdos negativos deberán haber sido echados desde el principio a la papelera mental de reciclaje.

LA VIDA ES UN PARTIDO DE TENNIS

Cada punto es una batalla que se puede ganar o perder. Una serie de puntos ganados estratégicamente hacen ganar un juego. Una serie de juegos ganados estratégicamente hacen ganar un set. Una serie de sets ganados estratégicamente hacen ganar un partido. Esta hermosa metáfora de la vida requiere de un gran entrenamiento físico y de una técnica de altísimo nivel, naturalmente. Pero, más que nada, requiere de un dominio mental de las situaciones, de saber cuándo y dónde unos puntos son más decisivos que otros, dónde se puede estar más relajado y dónde hay que poner toda la carne en el asador. De cómo conservar la cabeza en cualquier situación.

En la vida se ganan y se pierden cada día pequeñas batallas que, juntas, conformarán la ganancia o pérdida de una cuestión. Y las ganancias y pérdidas de sucesivas cuestiones conformarán la ganancia o pérdida de un proyecto. Y la suma de proyectos ganados y perdidos acabarán conformando una vida. Y, como en el tennis, no es la suma lineal de ganancias y pérdidas la que decide el resultado, sino la combinatoria de ciertas ganancias y ciertas pérdidas ocurridas en momentos oportunos.

La moral se ve afectada por las ganancias o pérdidas en las pequeñas batallas sucesivas. Una pérdida baja la moral, y varias sucesivas la baja mucho. Lo mismo ocurre con las victorias. Sube la moral, a veces tanto que hace que nos sintamos superiores. No somos inferiores ni superiores a causa de haber ganado o perdido batallitas. Y nuestra mente tiene que tenerlo muy claro: tanto si gana como si pierde el punto el nivel de la mente debe permanecer estático.

Así pues, la vida en un inmenso partido compuesto por millones de pequeñas batallas que siempre estamos dirimiendo. No cuantas más ganemos mejor, sino cuáles y cuándo las ganemos. La vida es, en cierto sentido, nuestro mejor y mayor contrincante. Y nosotros, si así lo deseamos, los campeones.

AMPLIAR LA MEMORIA DE TRABAJO

El cerebro cambia constantemente con la evolución personal y con los estímulos a los que es sometido. Está científicamente comprobado que los mensajeros y los taxistas de una ciudad como Nueva York, por ejemplo, desarrollan un hipocampo superior a otros cerebros por memorizar los miles de calles y plazas de la ciudad, visualizándolas cuando lo necesitan. Esta memoria de trabajo (lo que en un ordenador sería la memoria Ram) es modificable, ampliable, desarrollable. Ejercicios mentales específicos o juegos tan conocidos como ajedrez, sudoku, crucigramas o quiz son al músculo mental lo que los ejercicios en aparatos de un gimnasio serían al músculo físico.

Ampliar la capacidad memorística y computacional del cerebro es un primer paso interesante en la preparación mental del ganador. Nuevas neuronas y sobretodo nuevas conexiones sinápticas significan una mayor red neuronal: mayor capacidad de implantación de información, naturalmente, pero en este caso también y especialmente mayor capacidad de implantación de programas sugeridos de actitudes y comportamientos. La metáfora es: a mayor número de colgadores en el armario, mayor número de vestidos podrán ser colgados.

Hoy día existen innumerables juegos de entrenamiento cerebral tipo Sharp Brain, Jungle Brain y otros, destinados a activar la llamada substancia gris y expander la memoria de trabajo. Es importante elegir los que se adecuen a las características psíquicas del individuo y sus objetivos, cosa que se consigue en base a pruebas de tanteo. No es difícil de descubrir: los más adecuados son los que más le gustan y para los que mayor habilidad demuestra el futuro campeón.

La ampliación de la memoria de trabajo es un terreno abonado en el que sembrar las semillas de la mente ganadora. Además, una memoria de trabajo extensa facilita la actividad intelectual, la creatividad y el razonamiento, mejorando la inteligencia y la atención, y se ha demostrado que es una suerte de vacuna contra el desarrollo de enfermedades degenerativas del cerebro tipo alzheimer.

CREACIÓN DE PAUTAS DE COMPORTAMIENTO

Por su propia naturaleza toda sugestión tiende a realizarse y convertirse en acto, a menos que a la sugestión se le impongan barreras conscientes o inconscientes que le obstruyan el paso. Por consiguiente, un sujeto relajado y dispuesto es susceptible de modificaciones en el plano de sus reacciones sicomotrices y, a la larga, del cambio de ciertos de sus comportamientos.

Una vez planificados, estos comportamientos han de ser transformados en percepciones que la memoria subconsciente pueda fijar y almacenar para ser rememorizados o evocados de manera automática (o voluntaria). ¿Quién hará este trabajo? La intervención de una persona especializada o monitor (al que en Oriente llaman Maestro o Gurú y en Occidente Personal Trainer o Coach) sería especialmente útil en el caso de deportistas de élite o altos cargos empresariales o institucionales de gran responsabilidad. No hay que confundirle con el entrenador físico, que es quien planifica y desarrolla los programas de preparación del cuerpo y, en general, todos los programas que tienen que ver con la mente asociativa o nivel consciente. El Coach -como el Gurú- no es un enseñante, sino un especialista en hacer que el receptor aprenda en base a hacer aflorar lo mejor de él mismo. Cosa que también se puede aprender a hacer solo, sobretodo en el caso de proyectos más personales como la sanación de enfermedades o los objetivos profesionales. Posiblemente la automonitorización o el autocoaching resulte entonces más operativo, directo y práctico y, por tanto, más aconsejable. Las personas susceptibles de temor o desconfianza de librarse a la intervención de un especialista, o sin medios para disponer de uno, lo podrán así practicar con toda naturalidad y confort, a solas con su propio ego y sin temor posible de tendenciosidad o manipulación.

Mediante la acción psíquica se pueden despertar potenciales motivacionales, fisiológicos e intelectuales. Hay que editar lemas que se repetirán regularmente extendidos en el tiempo. Para empezar, una buena sugestión universal sería la de intentar ganar confianza en uno mismo desde todos los puntos de vista. Soy capaz, voy a ganar, tengo el futuro en mi mano, voy a aprovechar cada oportunidad... sencillas, pero doctrinas de campeón.

CREACIÓN DE CIRCUNSTANCIAS

Decía una vez un pescador submarino en tono jocoso que siempre que había querido pescar un buen pez y llevarlo a casa para comérselo había tenido que estar en forma, dominar la técnica de la apnea, sumergirse muchos metros, nadar por el fondo, esconderse detrás de las rocas y ser un gran estratega conocedor de los fondos marinos y de los movimientos y costumbres de los distintos peces. Y que en toda su vida, nunca, nunca, ningún pez había llamado a su puerta cuando estaba mirando la televisión diciendo "hola, péscame por favor."

Y aunque esto parezca sólo una divertida broma, esconde una gran verdad. La actitud de la mente perdedora es lamentarse, no hacer nada y esperar aburridamente que una extraña buena suerte la beneficie, sin más, con su aparición. Naturalmente eso no ocurre jamás. Los peces no van a casa a beneficiar a ningún llorica perezoso. Aquel pescador, en cambio, había puesto en marcha unas circunstancias que se materializaban en forma de oportunidades que después hábilmente sabía aprovechar.

Una mente ganadora es un fabricante permanente de circunstancias, que son espacios donde fructifican oportunidades. Las circunstancias creadas por el pescador ya han sido descritas. ¿Qué circunstancias podrá fabricar el comerciante, el alpinista, el científico, el maestro, el empleado? Todas las que quiera. Si ama su profesión, usa su creatividad y está preparado, las circunstancias creadas por él generarán oportunidades de diversos calibres. Sólo quedará aprovecharlas. A veces podrá ser y otras no. No hay que preocuparse: las circunstancias que se sigan creando seguirán transformándose en nuevas oportunidades.

La mayor parte de la gente cree que la suerte, o la buena suerte, es una especie de regalo que cae alguna vez del cielo de repente sobre algún afortunado que no ha hecho nada para merecerla. Qué suerte ha tenido! -exclaman entre asombrados y envidiosos-. Pero el campeón sabe que, si tal cosa como la suerte existe, la única con que contar es la que él mismo deberá fabricar: el resultado de haber plantado algo en el terreno preciso en un momento correcto.

FABRICANDO OBJETOS MENTALES

El músculo de la mente es un órgano que puede fabricar cualquier cosa que tenga forma mental: desde una espada con la que decapitar regularmente fantasmas, complejos y remordimientos del pasado hasta sublimes entes conceptuales de amor y compasión hacia los semejantes. Estos entes mentales, en ser concebidos, son frágiles y muy volátiles. Han de ser reelaborados todos los días para que vayan adquiriendo presencia y potencia. Es como un ir colocando capas sucesivas sobre el núcleo inicial para que vaya adquiriendo grosor. Luego un día tienen vida propia y empiezan operar.

Nada hay de mágico ni esotérico en este fenómeno: hoy día está perfectamente documentado cómo un tipo de pensamiento específico repetido aumenta las conexiones interneuronales de un área determinada de la red y la vuelve más productiva en el sentido deseado. Un ejemplo sencillo sería el de la fabricación de la espada antifantasmas antes mencionada.

El primer paso es definir este objeto. Deseamos una espada grande y plateada, de dos filos, con una empuñadora brillante y una punta aguda.

Cada cual añadirá los detalles que mejor sirvan al momento de imaginarla y revisualizarla en cada sesión. Su objeto será decapitar sistemáticamente aquellos monstruos incómodos que pueblan el inconsciente de futuros campeones que, como cualquier otra persona, siguen recibiendo estas visitas mentales en momentos críticos, en situaciones negativas, en la oscuridad de la habitación antes de un acción importante del día siguiente, en momentos de duda, de debilidad o desmoralización.

Para empezar esta tarea se habrá elegido un sistema de posicionamiento y relajación como los ya descritos. La más útil en este caso puede ser la Postura del Faraón. Llegados a los niveles subconscientes hay que visualizar la espada en el espacio que se desee: sobre un fondo blanco a modo de pantalla, holográficamente en el éter o quizá proyectada sobre el fondo azul de un cielo o de un mar. El sistema debe ser diseñado por cada cual. Lo importante es la visión de esta espada en forma tridimensional, quién sabe si con el nombre de su propietario inscrito en la hoja. Y luego todos los días volver a visualizarla idénticamente y darle un poco más de potencia, un poco más de energía... Al cabo de un tiempo inespecífico (el sujeto deberá decidir cuando le parece que el objeto está acabado) la espada reposará en un lugar mental lista para ser usada. (Hay quien prefiere diseñar estos objetos mentales u otros programas similares en un ordenador visual táctil de la mente es decir, un ordenador de construcción mental que sirve precisamente para introducirle y visualizar a través de él, con una serie de toques táctiles de la pantalla imaginaria, los objetos fabricados)

Y llegará un día donde el monstruo de un desamor antiguo, de una angustia o de un viejo arrepentimiento o de un rencor escondido o de un autorreproche culpabilizante aparecerá molestando en el momento más inoportuno. Una vez localizado y definido, la mente ganadora visualizará la acción: agarrará la espada y decapitará con un golpe preciso. No tienes ya cabeza, no podrás hacerme daño. Y cada vez que volviera sería decapitado hasta la extinción. La espada seguirá así siempre lista para combatir fantasmas mentales. Porque una vez ahí estará disponible para siempre, puesto que las conexiones interneuronales se crean y se refuerzan pero no acostumbran a desgastarse ni destruirse.

Imagínese por un momento el enorme potencial de esta técnica y el enorme volumen de objetos mentales que puede ser construido para un fin concreto. Un cirujano construirá un bisturí mental con el que regularmente mejorará las técnicas operativas, un jugador de golf los golpes con los que rebajará su handicap, una violinista un violín que conseguirá acordes excelsos. No hay límite para la mejora a partir del músculo de la mente.

FABRICANDO CONCEPTOS MENTALES

Casi todo el mundo dice saber lo que quiere, pero si se pregunta se verá en seguida que los deseos de la gente son confusos, generalistas, mal explicados y muy poco claros. Rara vez encontraremos a alguien que nos diga algo tan sencillo como por ejemplo "quiero ser periodista".

Una mente ganadora ha de ser capaz de formular e imaginar exactamente su propósito. Para ello ha de fabricar un concepto mental que pueda ser visitado: que exista con fondo y forma para ser evocado regularmente, alimentado, engordado, desarrollado y cuidado. Hay que poder seguir su trayectoria evolutiva, midiendo su aproximación progresiva a la materialización; ha de poderse sintonizar con él hasta lograr que forme parte de la personalidad que lo alberga.

Al decidirlo y pensarlo se formará un núcleo conceptual o signo mayor dominante de primer plano que habrá de ser revestido con la parafernalia ad hoc relativa al propósito: en el ejemplo mencionado supongamos un periodista en ejercicio de su labor profesional entrevistando un famoso con nombre y apellido; dónde se encuentran ambos, cómo van vestidos, si están con otras personas en un plató de televisión, de qué color son los decorados... En realidad hay que pintar un cuadro visualizado con el máximo de detalles posible (signos periféricos de segundo plano) que será el elemento de trabajo mental a fijar (sin movimiento) y desarrollar (secuenciándolo después con movimiento). También puede hacerse en el ordenador visual táctil de la mente (OVTM), construyendo un programa especial de desarrollo de la actividad periodística deseada.

La repetición regular de este esquema conceptual lo convierte en hábito.

El hábito acaba formando carácter y el carácter configura el destino previsto donde se encuentra el objetivo. Quien maneja y controla el músculo mental asume el mando de su propia vida.

FABRICANDO ACCIONES MENTALES

La mente puede fabricar cualquier cosa que se proponga y darle vida, primero mental, luego material. Es sorprendente. Casi todo el mundo lo hace inconscientemente de una u otra manera. Por ejemplo, la mujer que que quiere tener un hijo pone en marcha un contingente de fuerzas mentales de tremenda potencia: instinto reproductor, deseo, ilusión, amor...

Tiene construida una imagen mental del bebé nacido y la ha envuelto en tules de cariño, de besos y ternuras incondicionales que se acabará materializando inexorablemente. Seguramente esta capacidad de la mente ha hecho que la raza humana prolifere por encima de las demás y domine el planeta.

La mente ganadora fabrica permanentemente acciones mentales como ésta.

Forma una banda musical, gana una regata importante, se casa y crea una familia, construye una casa, viaja alrededor del mundo, consigue un trabajo, escribe un libro, supera una enfermedad, monta una empresa, obtiene una beca: son acciones mentales previas y bien planificadas que, a partir del concepto mental, conducen al objetivo.

La acción mental es la que sigue a la fabricación y fijación de un concepto mental bien definido como ya se ha visto. Ahora pues el concepto va a ser desarrollado en forma activa: hay que planificar y visualizar los pasos sucesivos de la acción en forma de película secuenciada hasta el "The End" deseado. Es tan fácil y divertido como ir al cine. Pero la película hay que verla todos los días, si es posible envuelta en emociones positivas que son las vitaminas por excelencia de la voluntad.

Esto resulta muy gratificante porque al poco tiempo uno se da cuenta que la vida es una película de la que uno mismo es el productor, y de que en esta película no hay límites de ambición ni de presupuesto.

EL PROCESO DE IMPLEMENTACIÓN

Partiendo de la idea general y difusa de lo que la mente ganadora desea, la primera tarea consiste en concretar esta idea comprimiéndola al formato de lema:

- Quiero ser periodista.
- Quiero casarme el año próximo.
- Quiero ganar las oposiciones a abogado del Estado.
- Quiero tener una hija.
- Quiero ser submarinista profesional.
- Quiero curarme la diabetes.
- Quiero montar una papelería.
- Quiero fundar una ONG.
- Quiero ser peluquera.
- Quiero ganar el campeonato nacional de bowling.

El lema es el título del cuadro que la mente ganadora protagonista va a pintar a continuación. En la parte de arriba de una gran cartulina blanca escribe: "quiero tener una hija." Las sistemáticas varían: para alguien que sabe dibujar será fácil reproducir una compleja escena donde aparecen todos los elementos de la acción: desde la protagonista que conoce a su pareja y forma una familia, se queda embarazada y tiene una niña preciosa, con todos los detalles y localizaciones, familia, amigos y relaciones, nombre de la niña, regalos y ramos de flores recibidos, ropita, etc., hasta la niña que va creciendo y yendo a la guardería, después al colegio, celebración de sus cumpleaños... Para quien no sabe dibujar, la misma idea general puede elaborarse como texto escrito, como mind-map esquemático, como un colage de fotografías, en la pantalla del ordenador visual táctil de la mente (OVTM) o con cualquier otro sistema gráfico que sirva para apoyar la mente regularmente en una base visual concreta.

Estudiándolo atentamente todos los días, llevándolo encima, mirándolo en el metro o en el trabajo, se conseguirá en seguida una gran familiaridad con el esquema, que quedará incorporado a la vida mental del sujeto de la misma manera que otros sucesos reales que pueda estar viviendo, y que podrá ser evocado en cualquier momento con toda fidelidad, como si ya hubiera ocurrido, y sin esfuerzo alguno. Es especialmente interesante hacerlo justo antes de dormir. Recientes estudios sugieren que una de las funciones del sueño es consolidar la memoria, eliminando las sinapsis o conexiones redundantes e innecesarias de la información y asentando las importantes (las que van asociadas al interés, a la emoción es decir, que son importantes para el individuo). Así pues estamos hablando de un auténtico proceso de fijación, de una temática vital que va quedando incorporada a la personalidad como experiencia personal.

La repetición de estos ejercicios mentales es por tanto la base de su éxito implementativo. Sin embargo la repetición no debe ser ilimitada. Después de un periodo de tiempo que habrá que evaluar en función de la importancia y dificultad del objetivo, el ejercicio debe cesar por completo e incluso ser ignorado. Hay que conceder tiempo al proceso de asentamiento y materialización, porque el tiempo mental y el tiempo real no coinciden y tienden a distanciarse.

LA MECÁNICA DEL PROCESO

La idea puede aparecer en cualquier momento, normalmente asociada a algún tipo de recuerdo o de acontecimiento o de información que fluye. Los vericuetos cerebrales producen un día una idea: me encantaría tener una granja moderna, con gallinas poniendo huevos todos los días, muy artesanal, con animales de todas clases y huertos de cultivo ecológico, sería fantástico!

Una idea en crudo. Habrá que madurarla. Se puede dormir sobre ella (es decir, irla recreando durante un tiempo para que se aposente), hablarla con gente que entiende del tema, procurarse literatura al respecto, buscar información y datos, visitar una granja en funcionamiento... Entonces se está en condiciones de dibujar un mapa mental o recrear una imagen o esquema que contenga toda la información posible sobre cómo es la granja que se desea, dónde conseguir financiación, qué clase de socios o colaboradores se prevee... etc. Eso será construir el concepto (objetivo).

El siguiente paso consistirá en redactar un lema que contenga la idea visual en su totalidad: "Quiero tener una granja moderna." El lema, presidiendo el concepto visual detallado, ha de ser introducido en el nivel sugestivo de la mente (subconsciente) por alguno de los métodos tratados. Escojamos en este caso el de nivel de ensoñación, al que llegamos desde la postura de la siesta, justo antes de dormir por la noche y justo antes de levantarnos por la mañana. Una vez introducido lo fijaremos repitiendo cada vez la visualización mental exactamente en el mismo orden de secuenciación.

Programa: dos veces cada venticuatro horas durante sesenta días. Al final del programa cesar completamente y dejar trabajar al nivel mental (apoyado, eso sí, por una acción física de trabajo contundente y sostenido en la misma dirección)

Finalmente todo este paquete mental puede ser reducido a una pequeña cápsula mental de un color determinado que contenga todo el programa, listo para ser abierto, evocado, recreado o simplemente pinchado en cualquier momento, y muy especialmente en aquellos momentos de dificultades o desfallecimiento que indudablemente surgirán por el camino.

ENCAPSULAR

Muchos de los proyectos de la mente ganadora son complejos porque contienen un amplio espectro de acciones y elementos que han de combinarse. La fotografía, mapa mental o esquema general que el campeón visiona regularmente en su nivel alfa está compuesto por una globalidad de subobjetivos y acciones subsidiarias, de detalles y gestiones que, juntos, habrán de conformar un resultado final.

Aparte de este esquema general que ya ha sido mentalmente fotografiado y está implantándose en la mente subconsciente, es efectivo a veces trabajar individualmente algunos objetivos parciales o acciones puntuales. Por ejemplo: si el proyecto global consiste en expandir e internacionalizar una pequeña empresa, es obvio que va a haber una gran cantidad de subobjetivos, acciones y movimientos parciales a todo nivel. Se puede entonces practicar una técnica consistente en reducir un concepto concreto con el que se está trabajando mentalmente hasta un nivel concentrado al que llamaremos cápsula. Es decir: vamos a suponer que dentro del proyecto global necesitamos seleccionar y contratar directores para las oficinas de distintas localidades o países. La visualización modelo de esta gestión, que dispone de unos protocolos más o menos complejos, después de implantada, puede reducirse a una cápsula de color rojo con el nombre de "director", para ser extraída y evocada en cualquier momento y situación, por ejemplo durante las entrevistas con los candidatos, lo que hará que se conserve el objetivo en la mente en cualquier momento. Otras acciones específicas ya desarrolladas, pueden encapsularse con otra palabra y otro color. Así pues resultará finalmente que, bajo un mismo proyecto general del cual tenemos un mapa mental completo encontraremos cápsulas de colores cada una con su programa que podrán ser abiertas y evocadas cuando una acción específica lo requiera.

Todo concepto o acción mental puede ser encapsulada y convertida así en un objeto mental fácil de manipular (tanto para reforzar regularmente su implantación en el subconsciente como para abrir y desplegar el programa de la misma manera que se hace con un programa informático cuando se pincha en "abrir").

El concepto cápsulas de colores es sólo un ejemplo de las múltiples posibilidades de fabricación de envoltorios mentales compactos conteniendo programas complejos, que se activen por la evocación mental u oral de la palabra clave que los designe. Esto le permitirá a la mente trabajar a veces simultáneamente en ambos niveles asociativo y disociativo.

INSTALANDO MODELOS DE COMPORTAMIENTO

El primer y mejor ejercicio para un esquiador que desea mejorar su nivel técnico es mirar atenta y regularmente a alguien que esquía muy bien.

Un modelo de comportamiento raramente puede partir de cero. Un artista parte del referente de la obra de otro artista (al que admira) para desarrollar su propio estilo; un creativo de publicidad ha encontrado una idea en un anuncio de una antigua videoteca que luego transforma en su propia campaña: toda mente ganadora que quiere progresar necesita un modelo concreto materializado en un concepto llamado patrón ideal de actuación, frecuentemente encarnado por un campeón modelo de comportamiento llamado ídolo.

Este patrón de actuación proviene de la persona que, en su comportamiento y actuaciones se ha elegido para que sirva de base o espejo donde empezar a construir un modelo propio. Esto es especialmente real en el caso de los niños, que acostumbran a observar y absorver ávidamente modelos de comportamiento adultos y los incorporan total o parcialmente a su personalidad en construcción.

El comportamiento físico es el modelo para los deportistas, que tratan de calcar los movimientos técnicos y el estilo registrándolos en la mente subconsciente. La operativa es la de siempre: una vez registrado (fotografiado mentalmente) el modelo a partir de la observación directa de la acción o de un registro videográfico hecho a tal fin, se alcanza la posición de nivel subconsciente o estado de ensoñación (teoría del espejo, teoría del faraón) para revisualizar repetidamente los movimientos campeones recordándolos en toda su magnificencia e incorporánolos al propio programa de automatismos. No todos a la vez, sino cuidadosamente uno por uno.

Por ejemplo: supongamos que el campeón (ídolo) observado es un tenista del que se ha seleccionado el golpe de drive (inhibiendo todos los demás golpes en esta secuencia). Se revisualizará el golpe en toda su gama, empezando por el drive paralelo (quince o veinte veces), drive recto (quince o veinte veces), drive cruzado (quince o veinte veces), drive invertido (quince o veinte veces). Naturalmente el orden y el número de repeticiones es aleatorio y depende de cada programación individual. Más tarde, ya en la pista, se intentará reproducir el golpe trabajado a nivel mental desde el más puro automatismo posible (es decir, intentando obviar el factor consciente), entrenando toda la gama en el mismo orden y con idéntico número de repeticiones. Es evidente que estas técnicas no substituyen para nada el entrenamiento convencional donde se reciben instrucciones de un entrenador (que seguirá como siempre), pero cuyo nivel será ahora complementado y potenciado por la mente de forma extraordinaria.

En el plano del modelo de comportamiento social es fácil encontrar un icono (ídolo) a quién observar y fotografiar mentalmente su actuación en las relaciones con los demás, manera de hablar, gestualidad, control sobre sí mismo, criterios y actitudes es decir, todas aquellas cualidades que conforman el llamado carisma porque, además de los modelos que podemos encontrar en nuestro propio entorno social de la vida real, existen también numerosos modelos de comportamiento estereotipados a gran escala en los medios de comunicación masiva, especialmente la televisión. Pueden ser útiles para construir, a partir de ellos y con la misma técnica de revisualización subconsciente utilizada para los modelos de comportamiento físico, una personalidad propia carismática y útil en la relación con los demás sobretodo a nivel de proyectos comerciales, sociales o políticos.

LOS MAPAS MENTALES

Cartografiar los pensamientos para ordenarlos y tenerlos al abasto, para que no se dispersen, para poder reforzarlos en cualquier momento, es una técnica de la mente ganadora; del campeón que trabaja para armonizar los hemisferios derecho e izquierdo del cerebro y lograr así el máximo rendimiento.

Un Mind Map combina las ideas, las palabras y las imágenes sobre un solo espacio donde, a diferencia de la consabida lista de palabras, se parte de un dibujo en cuyo círculo central está la idea principal u objetivo del que salen ramas que desarrollan aspectos relacionados como acciones o conclusiones de las cuales vuelven a partir subramas o derivaciones con nuevos conceptos de detalle o disgresión complementaria hasta formar una cartografía que permite visualizar y retener el proyecto en la mente como un todo. Admite lemas, símbolos, slogans, dibujos e iconos. Si se estudia un libro y se transcriben sus ideas principales y sus aspectos complementarios a un mapa mental, se verá que todo el volumen se reduce a unos cuantos mapas. El Mind Map es permanentemente ampliable puesto que es fácil ir añadiendo detalles, y suele acabar como un frondoso árbol que contiene la total complejidad de un proyecto.

Todos los campeones tiene su Mind Map en el bolsillo metafórico de un rincón de su cerebro. En él están plasmados exactamente los vericuetos del camino que va de la salida (la voluntad) a la meta (el objetivo). Para tenerlo claro han estado trabajando mucho en él. Una cartulina grande, un lápiz, una goma de borrar. O el programa gráfico de un ordenador. Todos los éxitos que el campeón ha conseguido han sido previamente pensados, proyectados y elaborados en su Mind Map y luego trasladados, fijados y guardados en su mente con el mismo formato.

Esta sencilla técnica es de una eficacia espectacular, y ayuda a la vez a descargar el peso de las responsabilidades sobre un papel: una especie de Pilot Chart de navegación que tranquiliza y hace sentirle a uno dueño de su propia vida y de su propio destino. Porque toda una vida puede cartografiarse fácilmente en unas pocas hojas (si tuviera que escribirse un libro tendría varios volúmenes) y se obtiene la estupenda sensación de saber lo que uno se trae entre manos y por qué.

Finalmente cabe decir que el campeón irá condensando todo este mapa en una sola imagen, en un solo lema y quizá en una sola palabra que lo contendrá.

AUTOMATISMOS

Son programas mentales tan bien implantados en el subconsciente que configuran series de actos y movimientos que se articulan con un control biomecánico no racional, y permiten al nivel consciente su simultaneidad con otras tareas. El ejemplo más sencillo es conducir un automóvil con toda habilidad y respeto por las normas de tráfico mientras el pensamiento consciente imaginario vuela por praderas de proyectos o recuerdos hasta tal punto que, al llegar a destino, prácticamente no se recuerda ni la ruta empleada.

Los automatismos se implantan por la práctica repetitiva de la acción. Cuando el campeón ejecuta de memoria y sin pensar esos magníficos y simples movimientos de slalom en su descenso por la pista de esquí, es porque antes ha repetido los mismos movimientos millares de veces, en todas las situaciones y estados de la moral y del clima. Ha llegado a la automática perfección. Con un leve ejercicio de mantenimiento o con el sólo hecho de esquiar regularmente el programa continua allí, en la estantería clasificatoria correspondiente del subconsciente, sin sufrir merma, listo para ser usado. Cuando un día el ejercicio se detiene definitivamente, el automatismo se va perdiendo lentamente hasta su desaparición.

Las actitudes mentales de un campeón pueden también ser implantadas y ejercitadas como movimientos de la mente, implementables en su momento, a partir de ejercicios mentales practicados con la imaginación. La imaginación puede trabajar desde la visualización de hechos y situaciones hasta conceptos abstractos contenidos en palabras.

No van a ser consignas, sino sugestiones. La diferenciación es sutil, pero importante. La implantación, e incluso autoimplantación de consignas tipificadas contiene un punto de maléfica manipulación. Un impacto demasiado violento sobre el suave tejido de la mente subconsciente distorsiona el mensaje y lo vuelve agresivo. Las sugestiones, en cambio, son lemas amables que condicionan el comportamiento de modo igualmente amable, envolviendo la voluntad en suaves tisús de signos periféricos que componen un mensaje emocional agradable.

CONSTRUIR SEGURIDAD EN UNO MISMO

Parece ser que hay una seguridad en uno mismo que es auténtica y otra que es una especie de actuación frente a los demás.

Dicen que las personas que demuestran una genuina seguridad en sí mismos la deben a tres hechos fundamentales que son:

- una infancia rodeada de cariño en un entorno familiar sólido y estable.
- creerse en posesión de la verdad.
- estar habituado a ganar.

La seguridad actuada vendría dada por:

- no mostrar las emociones.
- haber ensayado y aprendido poses y gestualidades.
- imitar modelos de comportamiento tipo actores de cine y televisión.

La mente ganadora no desea esconder sentimientos ni simular gestualidades, antes bien, usar los sentimientos como base de la seguridad desarrollando las capacidades emocionales y sociales, percibiendo, valorando y expresando emociones precisas para alcanzar el equilibrio y el éxito social.

Las emociones pueden esconderse pero no gestionarse. Las emociones no pueden manipularse. Es un material sensible que no se controla directamente. Lo que se controla directamente es el pensamiento que, ése sí, es un material manipulable. Apuntando pues el pensamiento en la dirección y contenido deseados es como se puede regular el sentimiento en el mismo sentido. Las emociones, potentes, irracionales, positivas y humanas, envueltas en la pátina fina del pensamiento, son auténticas lanzas de penetración en el objetivo previsto y son las que confieren una sólida seguridad. Ahora bien: ¿es siempre la emoción la que va envuelta en pensamiento, o es a veces el pensamiento el que va envuelto en la emoción?

La cuestión es que, de este tándem imbatible, la combinatoria suele ser decisiva, y cuando se aprende a vivir en ella, los objetivos individuales y sociales se desenrrollan al paso del campeón como una mullida alfombra del color más bonito imaginable.

Los norteamericanos John D. Mayer y Peter Salovey fueron los primeros en definir la llamada inteligencia emocional, una especie de "habilidad del cerebro para generar sentimientos cuando éstos contribuyen al pensamiento, y regular las emociones fomentando el desarrollo emocional e intelectual."

Es fácil comprobar que cuando un concepto o acontecimiento está acunado por una experiencia emocional se fija más en la memoria, lo que demuestra el valor adaptativo de la emoción. Todo el mundo recordará, por ejemplo, qué estaba haciendo la mañana que atentaron contra las Torres Gemelas de Nueva York. La seguridad en uno mismo es una de las virtudes de campeón que han de envolverse en el paquete de ciertos impactos emocionales positivos, y esto significa por ejemplo unirlos a la visualización de momentos importantes de la vida personal: de conquista, de éxito, de triunfo, de aquí estoy yo, queridos amigos.

MANTENER EL PROYECTO EN LA MENTE

Tener un proyecto es tener un motivo para vivir. Tener muchos proyectos es tener muchos motivos para vivir. Tener un hijo, ganar una oposición, vivir en el campo, encontrar trabajo, estudiar marketing, producir una película, conocer Brasil, montar una tienda, escribir un libro, viajar con los nietos, comprarse un barco, aprender inglés, son proyectos. Una mente ganadora está siempre llena de proyectos. No hay límite de edad. Los proyectos generan entusiasmo y el entusiasmo genera felicidad. Nada hay de tan motivante como mantener diariamente la idea de una futura realización y compartirlo con alguien querido y solidario.

Los proyectos se conforman en la mente de golpe, muchas veces por una asociación súbita con algo o alguien que lo sugiere. Entonces se despierta el interés y la motivación empieza a elaborar un borroso esquema de lo que se puede llegar a pretender. Este procedimiento semiautomático es desde luego más operativo que sentarse a pensar, desde un papel o una pantalla de ordenador en blanco, qué hacer con los próximos futuros que se van avecinando. La primera aparición del objetivo en la mente puede parecer excesivo e inalcanzable, pero su progresiva instalación en el subconciente lo incorporará y asumirá hasta llegar al ¿por qué no?

Posteriormente el proyecto se irá elaborando y detallando, pero es importante que la mente lo conserve en forma visual y lo aflore cada vez que la realidad tiende a hacerla regresar a la crudeza del día a día, de las noticias negativas que llegan de todos lados, de la mediocridad en la que se mueve el mundo de hoy, de los innumerables perdedores que desaconsejan la realización de tales propósitos.

Por consiguiente es conveniente que la estructura del proyecto sea conocida por el menor número de personas posible ajenas a él, y en cualquier caso nunca en los detalles. El anuncio y publicitación a bombo y platillo de un proyecto antes de haberse comenzado o incluso en fase de realización es una profecía que tiende a abortarlo o modificar el resultado negativamente. Un proyecto es, en su fase inicial, un bello e indefenso bebé desnudito y no puede exponerse a los peligros de las envidias y la competición. Un proyecto es, mientras se elabora, una fuente de emociones positivas y de entusiasmo y un refugio de la mente en los momentos de desánimo y de conflicto: para cuando las cosas van mal o hay problemas económicos o de pareja o de muerte de alguien querido. Refugiarse en la emoción positiva que emana de la ilusión por lo que está por construirse serena los ánimos y evade emocionalmente el espíritu, ampliando la perspectiva de los juicios y las evaluaciones sobre las cosas.

Quien tiene un proyecto tiene la vida. Tiene un secreto, tiene un milagro.

GESTIONAR SITUACIONES COMPLICADAS

A veces, y quizás partiendo de una calma generosa o de un equilibrio estupendo, los acontecimientos se precipitan por el lado malo, se concatenan y se llega a un auténtico caos en un periodo de tiempo increíblemente corto. Es el pánico. Se acumulan los errores, luego los disparates y la situación se vuelve peligrosísima. Parece que todos los elementos negativos se hayan juntado a la vez y que nuevos maléficos se vayan apuntando a la orgía del desastre.

En una macabra pero divertida secuencia de la película Pulp Fiction de Quentin Tarantino se parodia este fenómeno. Dos pistoleros a sueldo llevan en el coche a un prisionero cuando, por un bache del camino, a uno de ellos se le dispara accidentalmente la pistola y la bala revienta el cráneo del rehén al que estaba apuntando, salpicando todo el interior del coche, y a ellos mismos, con sangre y trozos de cerebro. Todavía es de día y circulan por una calle céntrica, con lo cual el cuadro fatal resulta de lo más evidente. Pero consiguen llegar, a última hora de la tarde, a casa de un amigo común, completamente empapados en sangre y con el cadáver dentro del coche, presas de pánico. La mujer de su amigo trabaja de enfermera en el turno de noche y no está en casa, pero vuelve a las siete de la mañana. Los niños ya duermen. El amigo está histérico por el lío en el que le han metido y con su familia de por medio. Los pistoleros llaman por teléfono al jefe y éste les dice que en seguida llegará ayuda. Al cuarto de hora llaman a la puerta. Aparece un hombre elegantemente vestido que se presenta.

-Mi nombre es Lobo –dice. Soluciono problemas.

Con gran serenidad y sangre fría Lobo empieza a dar órdenes concisas: organiza los materiales que van a necesitar y pone en marcha el trabajo que hará cada uno y en qué orden (limpieza interior y exterior del coche, asear el cadáver, quemar ropas y enseres manchados, ducha de los pistoleros, trajes limpios, sábanas viejas para envolver desechos...y paga religiosamente al dueño de la casa todos los materiales utilizados). Mientras todo esto ocurre, él va secuenciando, coordinando y supervisando las tareas. Finalmente, cuando todo está otra vez en su sitio y los pistoleros aseados y con trajes nuevos, les ordena llevar el coche limpio (con el cadáver y los desechos en el portaequipajes) a una chatarrería conocida donde lo hace destruir por una máquina y reducir a un bloque metálico pequeño. A las seis de la mañana todo ha vuelto a la normalidad. Lobo se despide y se va a desayunar.

-Ha sido un auténtico placer verle trabajar, señor Lobo –dicen los pistoleros admirados.

La escena de macabra ficción es ejemplar por cuanto esquematiza a la perfección todo aquello que requiere la administración de un caos: no dejarse impresionar, análisis sereno, mentalidad creativa, planificar el trabajo yendo de lo más importante a lo más detallado, de lo más necesario a lo más superfluo, criterio de reparto de tareas (quién más idóneo para cada una) coordinación y supervisión; restauración del anterior equilibrio dentro de lo posible.

Sean situaciones de caos y pánico a bordo de un barco de vela, en la pared de hielo de una montaña a seis mil metros de altitud, en una reunión de negocios o en la habitación de un hospital, la mente ganadora tendrá que haber aprendido estas actuaciones, y tomará el mando de la situación sin dudarlo. Los demás se sentirán confortados por su liderazgo espontáneo que nadie discutirá. Aceptarán órdenes encantados, tranquilizados por la presencia infrecuente de quien sabe qué hacer.

INSTALANDO LA MENTE EN OTRA GALAXIA

Cuenta Henri Charrière en su libro "Papillon" que durante los largos meses que estuvo en reclusión (es decir, solo, encerrado en una celda de castigo sin poder salir nunca ni ver la luz del sol) su mente solía volar cada día por muy diversos lugares del mundo: los escenarios de su infancia, visitando a los viejos amigos, la tribu de indios de Venezuela donde pasó varios meses... Hasta tal punto entró en esta dinámica que cada mañana decidía en qué lugar pasaría el día, a quién vería, que cosas haría mientras caminaba permanentemente cinco pasos arriba y cinco pasos abajo de su exigua celda: todo fabricado con la potente y muy ejercitada imaginación que iba desarrollando con la práctica diaria. Y cuando llegaba la noche, asumía otra vez la realidad de la reclusión y se encontraba físicamente fatigado por la caminata y por los emocionantes acontecimientos del día.

Esta bella manera de evadirse de la celda y del sufrimiento causado por la inhumana tortura que se le infligía es ejemplar y muestra en todo su esplendor, además del enorme potencial de la mente humana, su atributo de libertad divina, de escape de las leyes de la materia; su intrínseca volatilidad, que la hace aún más fuerte y atemporal.

Dicen los japoneses: el dolor es inevitable, el sufrimiento es opcional. Sufrir es necesario cuando hay un buen premio que obtener, y lo sabe el campeón. Pero, aparte de él mismo, nadie le obliga a sufrir como nadie le obliga a ser campeón de nada. También, todo hay que decirlo, hay gente que le gusta sufrir, o que ha asumido el sufrimiento que comporta su manera de vivir y de competir y de progresar y lo encuentra natural (y en este caso, lo es).

Instalar la mente fuera del foco de sufrimiento es fácil con un poco de práctica. No requiere de ninguna técnica especial, tan sólo dejar que la mente vuele hacia un escenario dado y aprender a conducirla secuencialmente por él para evitar que se disperse y disuelva el núcleo del pensamiento. Este ejercicio, además de divertido e ilustrativo, potencia la habilidad de manejar esta imaginación que es la gran herramienta del pensamiento, y resultará muy útil a la hora de instalar programas mentales para consecución de objetivos determinados como los que planifica el campeón.

La práctica del "soñar despierto" nos permite liberarnos de sufrimientos puntuales que nosotros mismos nos inflingimos (caso del deporte) o que otros nos inflingen (caso de la medicina), residenciando temporalmente nuestra mente en un universo paralelo de paz, placer y armonía de propia construcción (bonitos escenarios) o de propia evocación (bonitos recuerdos)

QUERIDO YO

Hay quien cree que, en los procesos de autoimplantación de programas mentales para formar mentes campeonas o conseguir éxitos puntuales, el sistema más efectivo es el de hablarle, en voz alta y repetidamente (es decir, en forma de oración o mantra) a ese Yo superior identitario llamado vulgarmente subconsciente. Yo (material y consciente) le hablo a mi Yo (inmaterial y subconsciente) para ingresar deseos y automatismos.

Esa es una forma muy oriental de hacerlo y no cabe duda que para las culturas asiáticas en general es la más natural, aprendida desde la infancia. El grado de misticismo y la parafernalia que suelen acompañar al ritual caen sin embargo un poco lejos de los hábitos occidentales, por lo que a muchas personas de esta esfera les resulta demasiado aparatoso y hasta un poco ridículo. No lo es tanto si se piensa que en las religiones de las culturas occidentales se acostumbra a rezarle a Dios con voz susurrante. Es un dios todopoderoso y externo al individuo que concederá sus gracias o no, hágase su voluntad.

El concepto oriental es que cada identidad mental individualizada es parte infinitesimal de una gran mente superior y compleja, y con esta pequeña parte es con la que hay que trabajar, orar, pedir, evolucionar. Esta entidad individual interior es el Yo Superior.

Bajo cualquier forma de meditación adecuada es relativamente fácil encontrar el propio Yo. Incluso con la simple técnica de mirarse fijamente a los ojos en el espejo, cayendo en una especie de ensoñación, se encuentra al propio Yo, cuya expresión técnica es el nivel subconsciente de la mente. Entonces, establecer un diálogo regular con el Yo inmaterial puede hacerse de muchas maneras: hablando en voz alta, visualizando, escribiendo, imaginando, diseñando esquemas. Cada uno encontrará su sistema. Los métodos para gravar programas en la cinta del subconsciente son variados, y habrán de ser elegidos en función de cada personalidad y su proyecto.

Una antigua costumbre algo ramplona era un sucedáneo de los sistemas descritos: Mi Diario. Para la mente campeona de ahora será Querido Yo.

Un Yo generoso y potente, deseoso de cumplir deseos y alcanzar metas.

DÉJALE CONDUCIR

Y ahora que todos los programas están instalados, dale un nombre y déjale conducir. Si lo prefieres, pregúntale cómo se llama. No importa el nombre, pero debe ser un nombre amable, masculino si eres hombre, femenino si eres mujer. Tu mente ganadora, tu subconsciente o tu suprema identidad tiene que tener un apelativo para que puedas evocarlo en cualquier momento. Cuando necesites fuerza, o valor o consuelo sólo llama y los programas se abrirán inmediatamente y tu mente consciente se tranquilizará.

Déjale conducir. No tuerzas con la mente consciente las líneas de sucesos que parecen venir marcadas de dentro (o de arriba). Sigue su curso. Permite el fluir. Corrige sólo detalles. La dirección es la correcta aunque a veces no lo parezca.

Es necesario sin embargo entender de manera muy clara que todos los programas mentales, todos los esfuerzos de la mente en general y todas las llamadas al subconsciente no funcionarán sin no van acompañados de un duro y bien planificado trabajo material en el nivel consciente (asociativo) de la mente. Ningún proyecto mental de sanación sanará nada si no va acompañado de un tratamiento médico adecuado. Pero la combinación de ambas cosas (mente+trabajo) sí que llegará a curar lo incurable y a paliar lo que no tiene paliativo. Esta es la fórmula del campeón: músculo mental+ músculo físico (inspiración+transpiración)

Sigue trabajando y deja conducir a la mente ganadora y a sus programas y te llevarán seguro a la meta, quizás no cuándo y cómo habías pensado, quizás por caminos que jamás hubieras imaginado. Pero la meta en fin.

Ocúpate conscientemente y no te preocupes ni violentes nada. Déjale conducir.

Ejercicios de campeón:

AMPLIANDO LA MENTE

La mente del futuro campeón tendrá que trabajar mucho con la implantación de sus programas mentales en el hipocampo o en la corteza prefrontal del cerebro; en general con los pensamientos que crearán o reforzarán las redes neuronales adecuadas. Así que los ejercicios que ensanchan el espacio mental son de otro tipo: extasiarse ante la nieve, disfrutar con la risa de un bebé, escuchar el silencio... y muchísimos otros más: de hecho, al empezar estas prácticas, se van presentando en la mente nuevas ideas, como abrazarse descalzo a un árbol, cepillarse los dientes con la mano izquierda, oír música a oscuras mientras se dibujan con los brazos formas en el espacio... Al mostrarle el camino, la mente se ensancha sola.

Una experiencia emocionante.

DESARROLLAR LA IMAGINACIÓN

El sentido de la imaginación, vital para la autoimplantación de programas mentales, se halla en la mayoría de personas en estado latente como resultado de la represión recibida en la infancia, donde está prohibido ensimismarse, soñar o tener un exceso de fantasía. Los educadores inducen al niño a conectarse con la más dura realidad, inhibiéndolo de cualquier otra forma de pensamiento considerado como "tonterías", "estar en la luna" o "tener la cabeza llena de pajaritos". Incluso los programas informáticos tipo videojuegos se consideran una "realidad" virtual. Queda poco espacio para la fantasía y la imaginación.

Y sin embargo hay un nivel de la mente de potencia ilimitada capaz de cualquier proeza imaginativa, que puede utilizarse puntualmente sin perder por ello el contacto habitual con la realidad estricta, que provee el pensamiento de una dimensión extra que lo hace más compensado y feliz.

La imaginación, como cualquier otro músculo mental o físico, se hace más fuerte con el ejercicio.

Hay muchas formas de ejercitar la imaginación y cada uno puede encontrar la suya particular. Nuestro campeón virtual suele usar un ejercicio que él llama "creación de guiones cinematográficos". Se trata de imaginar una localización determinada donde van a ocurrir una serie de hechos a través de unos personajes inventados. Para no tener que inventarlos de cero, suele pensar en alguien conocido para empezar a montarle una personalidad particular, generalmente exótica o surrealista. Cuando ha construído dos o tres personajes (digamos un protagonista, un antagonista y un tercero en discordia) empieza a hacerlos interactuar en una localización imaginada, y los resultados son muchas veces tan espectaculares que le dan ganas de ponerse al ordenador y escribir la historia que se va desarrollando en su mente y vendérsela a algún productor. Reforzando así su capacidad imaginativa, la implantación visual en la mente de sus propios programas ganadores es un juego de niños.

CONFIGURAR EL ORDENADOR VISUAL TÁCTIL DE LA MENTE (OVTM)

Este es un magnífico instrumento para todos aquellos que se sienten familiarizados con el manejo del ordenador y ya casi han olvidado qué es un lápiz. Y un gran soporte para los recursos imaginativos. Construir un ordenador virtual en el músculo de la mente es muy útil cuando se domina la informática de utilización material: una vez imaginado un buen diseño y un color agradable (es decir, personalizado al máximo) se puede usar para implantar los programas deseados o para realizar ejercicios que contribuyan a desarrollar el músculo de la mente. Uno de ellos, el más característico, es el de la memoria. El manejo de este odenador puede imaginarse como el de un ordenador cualquiera con su ratón, pero se ha demostrado que es más operativo mentalmente el uso de una pantalla grande y táctil (donde imaginamos que tocamos directamente la pantalla para pinchar, abrir, dibujar, manipular, etc.) que nos permite trabajar sin límite alguno de posibilidades operativas.

Una función estupenda, como se ha dicho, es la de archivo memorístico. El subconsciente, es ya de por sí un excelente archivo de la memoria que suele guardar toda la información que algún día ha llegado o ha sido gestionada por la mente consciente (incluídos los signos periféricos de segundo plano); información que cuando no aflora inmediatamente en la memoria (porque no se ha usado desde hace tiempo y ha sido guardada en cajones mentales más recoletos) se puede solicitar con una breve petición concreta al músculo mental. Generalmente facilitará los datos pedidos al cabo de pocos minutos (pero a veces horas, e incluso alguna vez, días).

En el OVTM se pueden guardar infinidad de datos y tenerlos al abasto para su gestión inmediata. Se trata de introducir mentalmente los datos sobre un fondo de pantalla visual determinado: la foto de un paisaje querido, la visión de un hecho emocional, la imagen de una flor, la victoria de un campeón o del equipo de fútbol preferido...se trata de relacionar los datos con el poder de las imágenes. (Por ejemplo: si para alguien que está aprendiendo francés resulta difícil recordar que la palabra cuchara es "cuillère", le resultará inolvidable si conecta en la mente esta palabra con la imagen de una cuchara gigante sobre una piscina rosa llena de sopa). En definitiva el OVTM, por su extraordinaria capacidad memorística puede servir, además de para ejercitar el músculo de la mente, para estudiar y almacenar datos. Los programas pueden ser muy elaborados e hiperoperativos (sin los clásicos problemas de la informática real) y de hecho pueden construirse en paralelo con los diseñados en un ordenador físico, con el objetivo que se potencien. Los detalles programáticos del ordenador mental se pueden después transferir al físico para repasarlos. Lo importante es que nivel material y nivel mental aprendan a trabajar juntos. Lo importante es que la consciencia y la subconsciencia aprendan a trabajar juntas. Lo importante es que el hemisferio derecho y el hemisferio izquierdo del cerebro aprendan a trabajar juntos. Lo importante es que trabajar y soñar, soñar y trabajar aprendan a trabajar juntos.

ESCUCHAR EL SILENCIO

Encontrar el lugar para practicar este ejercicio es la máxima dificultad. ¿Dónde se puede acceder al silencio total, a la ausencia absoluta de ruidos incluídos los de la naturaleza, a la libertad que significa no escuchar nada?

Hay que encontralo. Entonces, desde una postura cómoda, se abre la mente en busca de sonido, se agudiza el oído para tratar de escuchar algo, se vacía la mente en lo posible de pensamientos concretos.

Y al cabo de un tiempo empiezan a ocurrir cosas: se oyen sonidos jamás antes escuchados como el de la resonancia en la que entra el pensamiento con esta vibración universal que es el mundo material. Se escucha el ruido de los órganos corporales como el corazón o el intestinos; el que producen las articulaciones cuando se mueven; los huesos de la cabeza al sacudirla con movimientos de cuello. Y la mente empieza a integrarse un poquito con el mayor de los silencios que existen: la eternidad. Es una meditación en la que no hay que hacer nada; sólo aumentar la conciencia del propio cuerpo y sus órganos, visualizándolos uno por uno y viéndolos funcionar. Ahora no se trata de relajar músculos sino de ver en la mente el propio corazón latiendo, el cerebro pensando, los riñones, el hígado, trabajando; los huesos del oído, las arterias y las venas de nuestro cuerpo circulando con toda normalidad y éxito; una auténtica armonía de funciones regidas y coordinadas por la gran jefa superior que es la mente, a la que deben obedecer.

La conciencia permanente de la estructura y funcionamiento del propio cuerpo es importante para todo el mundo, pero muy especialmente para los deportistas. Un nadador, un levantador de pesos, un submarinista, un atleta, tienen que tener conciencia de la presencia y control físico del propio cuerpo de la misma manera que un aviador la tiene de su avión o un informático de su ordenador. Escuchar los silencios es una manera de desarrollar capacidades que resultan además y cada vez más útiles, especialmente a medida que el sujeto se va haciendo mayor. Aumentar esta conciencia es también aumentar el nivel de las percepciones. Y el campeón las necesitará lo más aguzadas posible.

VER PASAR EL TIEMPO

Maravilloso y simple ejercicio de campeón que consiste en sentarse en la cima de una montaña, en un banco del parque, en la arena caliente de una playa o en la ventana de una casa y observar el transcurso de las horas y los minutos sin hacer nada: ver como pasa la tarde, como se alargan las sombras, como crecen las nubes, como las olas se suceden, como circulan las hormigas, como la brisa hace temblar las hojas, como chillan las golondrinas, como declina el sol y entra la noche; ver las estrellas desplazarse por la bóveda del cielo durante la noche hasta que vuelve la luz y la más próxima de las estrellas borra las demás del firmamento. Oír como cantan los gallos y ladran los perros; saborear un desayuno mirando los barcos que entran y salen de un puerto. Ver pasar un tren en la lejanía y a unos niños jugando a pelota. Notar conscientemente la caricia del sol en la piel o esperar la llegada de la tormenta cuyas nubes negras se van hinchando ya por el horizonte.

No hay mejor ejercicio para llegar a ser dueño de la propia serenidad. El mundo está ahí siempre, y el tiempo transcurre suavemente aunque a veces parezca enloquecido. Lo habitualmente enloquecido no es el tiempo sino la mente. Adaptar el ritmo de la mente a la fluctuación regular del tiempo es como sincronizar la velocidad de la barca con el movimiento de las olas, y el resultado es una navegación confortable. Acomodarse al ritmo dulce del transcurso de las horas y de los días hace la singladura vital más confortable, y es especialmente útil para una mente ganadora siempre instalada en ese estrés positivo que provoca la tensión del ansia de victoria.

No hay nada de lírico ni de romántico en esto. Se trata sencillamente de darse cuenta que se forma parte de un gran contexto global que es el planeta tierra con toda su parafernalia: la participación en la vida del plano material a través del instrumento del cuerpo; una participación consciente y deseada.

El ritmo de la naturaleza está ahí para ser observado, desde una mañana soleada junto al mar hasta una noche tormentosa en un barrio de la gran ciudad. Todo sigue una cadencia, y armonizarse con ella proporciona una vida renovada, acorde con las brisas que vienen del sur, con los copos de nieve que caen silenciosamente en este pueblo de montaña, con un arco iris que se ha desplegado al cesar la lluvia. La capacidad de observación de todo esto, incorporándolo a la vivencia personal, excita la percepción y la consciencia y suministra un extra de sensibilidad que aderezan y complementa aquellas operaciones que conducen al triunfo.

MIRAR EL UNIVERSO

Basta conocer a alguien que sea aficionado a la astronomía y que tenga un telescopio regular, reflector o refractor, y pedirle que una noche tranquila, en algún lugar fuera de la ciudad, nos enseñe directamente alguno de los objetos astronómicos que observa frecuentemente. Para empezar puede ser Júpiter o Saturno; luego alguna de las galaxias más bonitas del universo, algún cúmulo estelar, algún cometa rutilante que circula por el sistema solar.

La primera vez que se mira por un telescopio y se le presenta a la vista la galaxia de Andrómeda, por ejemplo, que es nuestra vecina a dos millones de años luz de distancia (aprox. 20 trillones de kilómetros), se queda uno sin aliento. La impresión que produce algo tan tremendamente grande allí colgado como un broche de diamantes de colores prendido de la nada no permite pronunciar ninguna palabra. Rueda la cabeza, tiemblan las piernas.

El amigo astrónomo dice: "Andrómeda contiene doscientos mil millones de estrellas, probablemente cada una con sus propios planetas, y estos planetas con sus propios satélites, así que... quizá estemos hablando de un billón de objetos celestes sólo en esta galaxia." El campeón, cuya mente se está ampliando por momentos, pregunta: "¿Y cuántas galaxias hay en el universo?"

Este estupendo ejercicio permite que la mente entienda tanto su propia insignificancia como su propia importancia. Frente a este universo desmesurado no hay duda que la figura humana aparece como micróbica, pero no hay que olvidar por otra parte que es su mente la que contempla la galaxia, y no al revés. La mente humana, sus pensamientos y sus sentimientos, son los espectadores privilegiados de este show. Algo ha de significar, aunque no sepamos muy bien el qué.

Si cualquier campeón empieza con esto acaba comprándose un telescopio y mirando el universo siempre que puede. Y descubre que la inmensa mayoría de la gente no sabe nada de todo esto ni le importa, es más: muchos le dirán que andar por ahí de noche con un telescopio es cosa de chiflados.

-¿Sabías que en el universo hay más de un trillón de estrellas y planetas? -pregunta el campeón a su amigo.

-No, no lo sabía -contesta el amigo mientras pide al camarero que le ponga un poquito más de leche en el café.

REPASAR CITAS

Citas y lemas revisitados configuran esquemáticamente en la mente una filosofía personal, una forma de pensar y vivir. Cada campeón tiene su propia lista de trabajo, que va confeccionando a medida que va encontrando citas con las que se identifica. La que sigue es un ejemplo:

"El optimista se equivoca tan a menudo como el pesimista, pero se divierte mucho más."

"Si puedes andar, puedes bailar; si puedes hablar, puedes cantar."

"Toda la fuerza que necesitas para conseguir algo la encontrarás dentro de tí."

"La razón por la cual la preocupación mata más gente que el trabajo es que hay mucha más gente preocupada que trabajando."

"La suerte vive en casa de los eficaces."

"Si tu barco no llega a puerto, nada hacia él."

"En el mundo no hay suficiente oscuridad para apagar la luz de una vela pequeña."

"Si quieres viajar hacia las estrellas no busques compañía."

"Cuando se está jugando al golf resulta imposible recordar que el mundo es un lugar más bien trágico."

"La resignación es un suicidio permanente."

"Cuando ganes, habla poco. Cuando pierdas, aún menos."

"Son los retos, y no los resultados, los que mantienen viva la mente."

"La vida es novia de la muerte."

"Los audaces abren caminos que después pasean los sabios."

"Amo la lucha más que la victoria misma."

Historias de campeones

Tres historias de superación personal en las áreas de la curación de la enfermedad, del deporte y de la creatividad profesional.

UNA MENTE CONTRA EL CÁNCER

En toda su vida, W. nunca había sentido tan de cerca el aliento de la muerte.

Había sido razonablemente feliz, se había encontrado siempre bien y ahora también. Sin embargo, el diagnóstico que leyó y releyó obsesivamente era determinante:

"Paciente de 60 años diagnosticado de un adenocarcinoma de próstata, Gleason 4+5 con afectación de 5/5 cilindros al LE y 0/2 del LD. PSA de 8,8 ng/ml. Estadio clínico CT3a, NO. Estadio radiológico T3b, NO. Se trata por tanto de un paciente portador de una enfermedad de alto riesgo."

Esa noche ni él ni su mujer pudieron dormir, aplastados por el peso de la angustia de un suceso tan repentino que hacía tambalear de repente la esperanza de futuro. Era la primera vez que a W. le pasaba por la cabeza la idea de una muerte cercana. Había sido muy activo, deportista, amante de la naturaleza y de la familia. Había montado negocios, había viajado; tenía tres hijos y tres nietos y era un hombre social y culturalmente motivado; tenía montones de amigos y siempre había disfrutado de la vida en el mejor significado de esta palabra. Su jubilación estaba cerca y él ya la había programado para ver crecer a sus nietos, vivir la vida con intensidad y disponer de cada día para las actividades que hasta ahora no había tenido suficiente tiempo para practicar.

Todo esto estaba a punto de perderse con una simple visita médica. A raíz de la aparición de unos cálculos renales le habían propuesto una revisión urológica y el resultado eran esas cuatro líneas del temible texto. Dormir era imposible, y por la mente circulaban episodios de su vida, recuerdos y memorias que hacía mucho tiempo, o tal vez nunca, había evocado. Ahora le parecía que todo había transcurrido muy rápido, que la vida había volado ante él como el paso de un ciclón tropical. Sintió miedo y rabia y por primera lloró y lloró como un niño pequeño. Ya amanecido, se durmió.

Pero al cabo de un par de días, sorprendentemente, W. había recuperado plenamente la serenidad y el control sobre sí mismo. Su mujer estaba atónita. ¿Cómo lo había conseguido? W. se miró al espejo del cuarto de baño antes de afeitarse y, al verse con aspecto tan lamentablemente desolado, compadeciéndose de sí mismo, le dio un ataque de risa: qué pronto te asustas camarada, dijo al hombre del espejo, no te creas tan importante, todo el mundo muere un día u otro. W. acababa de asumir la nueva situación incorporándola a su presente inmediato. En seguida notó una nueva energía fluyendo dentro de él. Yo soy el dueño de nuestro destino, le dijo al hombre del espejo, y yo decidiré cuando habrá llegado nuestra hora.

Los días siguientes W. se los tomó libres del trabajo. Concentró toda su actividad en ilustrarse sobre la enfermedad que ahora padecía. Habló con los médicos en profundidad, se hizo nuevas pruebas, llamó a amigos que habían pasado por trances similares y leyó toda la literatura que pudo encontrar al respecto. Quiero saber con qué tipo de rival me estoy enfrentando, le dijo a un amigo. W. trataba de asumir toda la información posible para igualarse con el enemigo; para llevar la lucha a su terreno.

W. había llegado a la serenidad tendido en la cama veinte minutos un par de veces al día, respirando profundamente: aspirando aire durante cuatro segundos, reteniéndolo durante cuatro segundos, espirándolo en dos, mientras iba percibiendo su nueva situación. Su mente decidió instalarse en el presente más rabioso. Estoy aquí ahora, me encuentro bien y ahora mismo no voy a morir. Disfruto de este momento de serenidad y voy a vivir instalado en él en todo su esplendor. W. visualizó este pensamiento, lo encapsuló como un estilete puntiagudo bajo el título de AQUI-AHORA y lo fijó en un lugar central de la mente para que fuera omnipresente y accesible en todo momento. En los instantes que la mente consciente flaqueara, cada vez que el monstruo mental CARCINOMA aflorara para predecir futuros apocalípticos, W. le clavaría este estilete en el corazón.

El equipo médico del Instituto Oncológico le presentó este informe:

"Antecedentes. A partir de controles urológicos por cálculos renales, se observa un aumento progresivo del PSA, que llega a 8,8ng/ml, y se le practican al paciente biopsias observándose en el LE 5/5 cilindros positivos por un adenocarcinoma Gleason 4+5 y 0/2 cilindros del LD. La grammagrafía ósea muestra cambios degenerativos inespecíficos y la RM pélvica muestra diverticulosis en sigma con próstata de tamaño aumentado. Áreas focales de hiposeñal en la zona periférica, más evidentes en el lado derecho compatible con foco de carcinoma. Vesículas seminales de situación y morfología normal, apreciándose cambios de señal en el lado izquierdo. No adenopatías. Practicamos una RM endorrectal objetivando una posible lesión neoplásica en la zona periférica izquierda que no distorsiona la cápsula y sin alteraciones de las vesículas seminales. Comentadas las imágenes radiológicas con los radiólogos CMT habría, según su opinión, una afectación prostática periférica izquierda con distorsión de la cápsula y afectación de la vesícula seminal izquierda y, por tanto, se trataría de un T3b, NO.

Propuesta de tratamiento. Proponemos un tratamiento de asociación de hormona RDT. La hormonoterapia consistirá en la toma de Casodex 50mg/día durante 30 días y análogos de la LH-RH trimestrales por una duración de 2,5 años según la actitud del protocolo de la RTOG 92-02. La RDT conjuntamente con la segunda inyección y consistirá en una primera fase de irradiación pélvica mediante 4 campos (AP-PA + 2 campos laterales) con fotones de 15MV procedentes de un acelerador lineal CLINAC 23-X hasta una de 50,4 Gy en fracciones de 1,8 Gy/día durante 28 días. En una segunda fase realizaremos una sobredosificación sobre próstata y vesículas seminales con técnica de modulación de intensidad con el sistema NOVALIS, administrando 24 Gy en fracciones de 4 Gy/día durante 6 días y 3 semanas (protocolo hipofraccionado). Los efectos del tratamiento han sido explicados al paciente y han sido aceptados."

Programa duro que W. iba a cumplir al pié de la letra. De camino hacia casa ya iba imaginando el doble campo donde establecería el combate. Este programa terapéutico sobre un primer campo físico controlado por el nivel consciente (al que él llamaba beta) y un segundo campo de nivel mental subconsciente (alfa) donde trabajaría con un programa mental aún por elaborar. Todo el conjunto constituiría LA MISION.

W. estuvo trabajando en el programa mental unos días, y finalmente elaboró un mapa en el círculo central del cual figuraba el siguiente lema:

W. CONTRA CARCINOMA

UNA MENTE CONTRA EL CANCER
PLAN DE TRABAJO

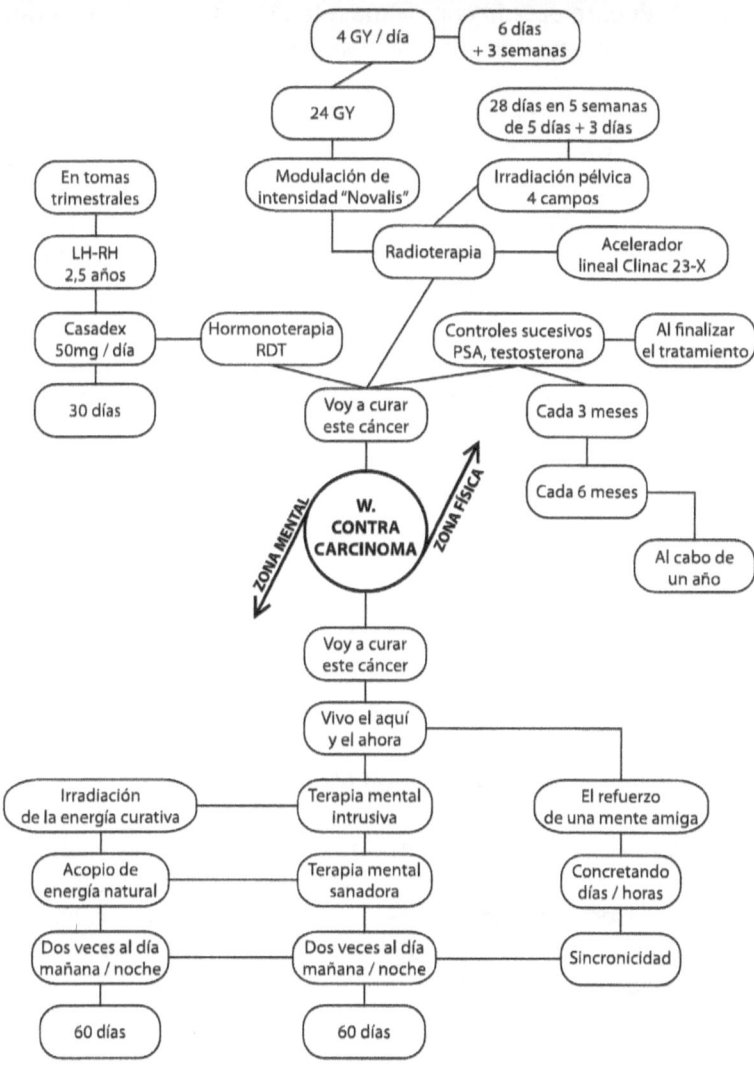

Echado en la cama, W. se relajaba con facilidad y en seguida llegaba a su nivel alfa. Trabajaba en dos secuencias separadas. En la primera había construído un láser mental que se inciaba en la frente, entre los ojos, que se disparaba durante unos segundos focalizando la zona prostática de las células malignas, quemándolas. La operación se repetía tres veces. Descansaba. Luego iniciaba la siguiente secuencia, que consistía en levantar los brazos hacia el cielo, las palmas de las manos abiertas, capturando energía pura que veía mentalmente como una gran luz blanca que lo envolvía todo. Sentía las palmas calentarse. Era feliz. Lentamente oponía una palma a la otra, sintiendo una gran energía acumulada entre ambas. Con ella, moviendo las manos, formaba una pequeña esfera de energía pura y la colocaba en la pelvis, viendo como rodeaba el órgano de la próstata (que él visionaba como un pequeño guisante) que quedaba en el centro de la esfera. Repetía esta acción tres veces y descansaba. A la primera secuencia la llamó TERAPIA MENTAL INTRUSIVA y a la segunda TERAPIA MENTAL SANADORA. Las practicaba a las nueve de la mañana y a las nueve de la noche, todos los días de lunes a viernes. Sábados y domingos sin actividad, para reposo y fijación de la información instalada. Desarrolló este programa durante 60 días (doce semanas a razón de cinco días por semana).

W. contó además con un refuerzo especial. Una persona querida y próxima conocía su programa al detalle y lo practicaba y ejercitaba del mismo modo sincronizadamente con él (aunque se encontraba en una ciudad de otro país) con la sola diferencia de imaginar el cuerpo de W. en lugar del suyo propio. Esta mentalización de refuerzo potenció el efecto global deseado (terapia mental combinada).

Tres meses más tarde, al final de ambas terapias física y mental, se le practicaron a W. los controles previstos. En el tacto rectal no se apreciaban anomalías y la analítica de control fue la siguiente:

"Buena tolerancia al tratamiento. Con dosis acumulada de 30Gy el paciente inició alteraciones deposicionales, con aumento de la frecuencia y ligeros dolores abdominales, que han remitido con tratamiento de dieta. El hábito urinario varió durante el tratamiento, aumentando la nicturia en función de la dieta y presentando un leve escozor al inicio de la micción, que no ha requerido medicación. La analítica realizada muestra un PSA de 0,5ng/ml. Y un nivel de testosterona de 0,52ng/ml."

W. continuó con controles trimestrales el primer año, y semestrales a partir del segundo año. Siete años después, los controles siguen mostrando niveles de absoluta normalidad. W. encapsuló el programa mental "terapia mental sanadora" y le dio el nombre de RECORDATORIO. Aún hoy, de vez en cuando, abre la cápsula por unos minutos.

MARATHON MAN

"Los Persas habían declarado bravuconamente que derrotarían a los Griegos en Marathon, y que después de la batalla entrarían en Atenas, la saquearían, violarían a las mujeres y sacrificarían a los niños.

Así que los griegos tomaron medidas: si antes de 24 horas (es decir, a la puesta de sol del día siguiente) las mujeres de Atenas no habían recibido la noticia de la victoria griega en Marathon, matarían ellas mismas a sus hijos y después se suicidarían.

Aquel día los griegos ganaron la batalla, pero les tomó más tiempo del previsto. Faltaban sólo dos o tres horas para la puesta de sol y había que avisar urgentemente a las mujeres atenienses; el general Milcíades envió inmediatamente un mensajero: Filípides.

-Deberás llegar a la Polis antes que el sol se ponga -le dijo. De otro modo sólo encontrarás los cadáveres de nuestras mujeres y nuestros hijos.

Filípides, aunque había estado combatiendo todo el dia, partió como una flecha. Recorrió los cerca de cuarenta quilómetros que hay entre Marathon y Atenas sin detenerse. Cuando llegó por fin el sol estaba en el horizonte.

-Niké! -gritó. "Niké, Niké! -repitieron las mujeres. Era el nombre de la diosa ateniense de la victoria. Luego cayó al suelo, muerto."

F., a quien esta leyenda fascinaba, era corredor de marathon profesional con sponsor y entrenador asignados y miembro de un club de atletismo al que representaba en competiciones oficiales. Tenía en la carrera una mejor marca acreditada de 2h07:35. El marathon, su parafernalia, su significado como cumbre del atletismo, de la resistencia humana y de la excelencia psicológica eran el sentido de su vida al menos ahora, a los 33 años, aunque no sabía por cuánto tiempo. Participaba en de diez a doce marathones al año, y si bien su marca había ido mejorando paulatinamente, llevaba ya un tiempo estabilizada.

F. no sentía frustrado para nada porque su nivel continuaba siendo excelente, pero ver a todos estos keniatas siempre delante de él en dos horas cero cuatros o cero cincos...no le ponía especialmente de buen humor. Por otra parte, el programa de entrenamiento biofísico, los descansos, los estiramientos, los masajes, la dieta... Todo estaba tan maravillosamente estructurado y pautado que quizá empezara a resultar un punto tedioso y adictivo: F. comenzaba a desarrollar la llamada "adicción negativa", que consiste en experimentar ciertos trastornos derivados de no entrenar (por ejemplo días programados de descanso o por causa de fuerza mayor o durante fiestas o vacaciones) tales como incomodidad, ansiedad, empeñarse en entrenar lesionado, sentimientos de culpa...Correr, correr y correr. Un entrenamiento tan intenso y exhaustivo como el de corredor de marathon estaba llegando a alterar su orden de prioridades en la vida y hacerle perder un poco el contacto con las realidades cotidianas. Necesitaba nuevas motivaciones.

F. y su entrenador analizaron la situación y llegaron rápidamente a la conclusión que, desde el punto de vista biofísico, el plan y práctica de los entrenamientos no podía mejorarse ni intensificarse más sin riesgo de saturar los músculos y motivar más negativamente al atleta. Para mejorar un poco más podían programarse entrenamientos en altura, aunque los riesgos aludidos continuarían siendo los mismos. Pero F. quería avanzar hasta esos dos horas cero seis o cero cincos de los africanos. Ese era su particular desafío y la verdadera razón que le impulsaría a correr a partir de ahora.

Le quedaba aún un músculo insaturable: el músculo mental. Se miró a los ojos, largamente, en el espejo. "Vamos a ganar a esos keniatas, amigo." Y, en seguida, como poseído por un impulso nuevo de renovación energética, empezó a pensar en el objetivo. Que finalmente resultó ser: "Estar entre los diez mejores del mundo" Esto significaba un tiempo entre los estratosféricos 2h03:59 de Haile Gebrselasie en Berlín 2008 y los 2h05:27 de Jaouad Gharib en Londres 2009. Un reto. Junto con su entrenador elaboraron el siguiente esquema de tiempos:

MARATHON MAN
PLAN DE TRABAJO

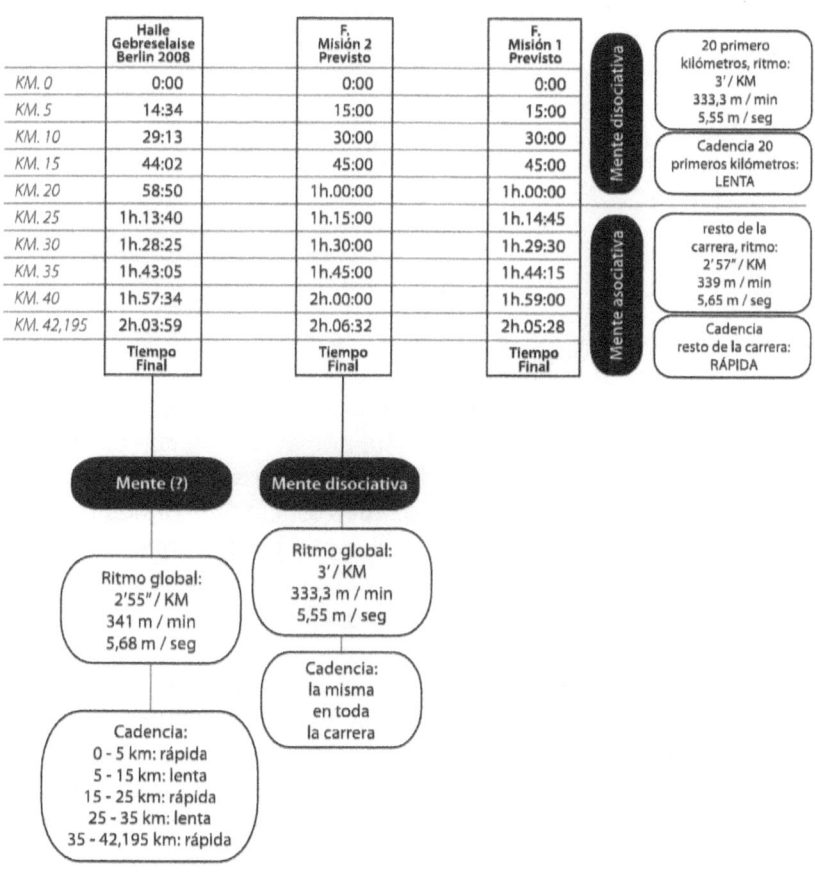

	Halle Gebreselaise Berlin 2008	F. Misión 2 Previsto	F. Misión 1 Previsto
KM. 0	0:00	0:00	0:00
KM. 5	14:34	15:00	15:00
KM. 10	29:13	30:00	30:00
KM. 15	44:02	45:00	45:00
KM. 20	58:50	1h.00:00	1h.00:00
KM. 25	1h.13:40	1h.15:00	1h.14:45
KM. 30	1h.28:25	1h.30:00	1h.29:30
KM. 35	1h.43:05	1h.45:00	1h.44:15
KM. 40	1h.57:34	2h.00:00	1h.59:00
KM. 42,195	2h.03:59	2h.06:32	2h.05:28
	Tiempo Final	Tiempo Final	Tiempo Final

Mente disociativa

20 primero kilómetros, ritmo:
3' / KM
333,3 m / min
5,55 m / seg

Cadencia 20 primeros kilómetros: LENTA

Mente asociativa

resto de la carrera, ritmo:
2' 57" / KM
339 m / min
5,65 m / seg

Cadencia resto de la carrera: RÁPIDA

Mente (?)

Ritmo global:
2'55" / KM
341 m / min
5,68 m / seg

Cadencia:
0 - 5 km: rápida
5 - 15 km: lenta
15 - 25 km: rápida
25 - 35 km: lenta
35 - 42,195 km: rápida

Mente disociativa

Ritmo global:
3' / KM
333,3 m / min
5,55 m / seg

Cadencia:
la misma
en toda
la carrera

El análisis de la carrera de Gebrselasie de Berlín 2008 mostraba un ritmo medio de 2'55" por kilómetro (341 metros/minuto; 5,68 metros/segundo), repartidos entre tramos más rápidos y tramos más lentos:

Tramo rápido:
de km 0 a km 5   14'34"

Tramo lento:
de km 5 a km 10   15'19"
de km 10 a km 15   15'29"

Tramo rápido:
de km 15 a km 20   14'48"
de km 20 a km 25   14'50"

Tramo lento:
de km 25 a km 30   15'25"
de km 30 a km 35   15'20"

Tramo rápido:
de km 35 a km 40   14'29"
de km 40 a km 42,195   6'25"

Haile Gebrsalasie corrió los tramos rápidos sobre minutajes de 14 y los lentos sobre minutajes de 15, alternándolos. Un primer bloque con los 5 kilómetros de salida rápidos y luego tramos de 10 kms: lento-rápido-lento para terminar con rápido el último tramo de 7,195 kilómetros. El ritmo rápido representaba un índice de 5,68 metros/segundo y el lento de 5,55 metros/segundo. El ritmo lento tenía algunas zancadas de menos y permitía "descansar", para a continuación poder volver a acelerar en el tramo rápido.

F. y su entrenador estructuraron el objetivo en dos fases progresivas: una primera fase cuyo objetivo final era un tiempo de 2h06:32 para el año presente (misión 2) y una segunda fase con un objetivo final de 2h05:28 para el año siguiente (misión 1). La misión 2 estaba pensada para correrse con ritmo sostenido, sin "descansos" ni "acelerones", estandarizada a 3'/kilómetro (333,3 metros/minuto; 5,55 metros/segundo).

El ritmo sostenido es muy apropiado para mantener la mente, durante la carrera, en estado disociativo (nivel sofrónico, automatismo, instalar la mente en otra galaxia). La gran ventaja es la mitigación del dolor creado por el esfuerzo sostenido al tener la mente ocupada en otra dimensión. F.

sabía hacer esto muy bien pues era un gran melómano y podía reproducir mentalmente una enorme cantidad de piezas musicales. Escogía una o dos para cada evento, posiblemente de ritmo reproducible en tiempo real de carrera, las ensayaba en los entrenos y coordinaba el movimiento de la música con el de su cuerpo. Durante la competición no sólo las reproducía mentalmente sino que se veía a sí mismo formando parte de la orquesta o grupo musical que las interpretaba, variando a veces incluso de instrumento durante la actuación. La percepción del esfuerzo se modificaba entonces a la baja. La desventaja consistía en la dificultad de reaccionar rápidamente ante un incidente o hecho novedoso durante la carrera. Para hacerlo había antes que desconectar el piloto automático y reprogramarse. En todo caso, y siendo los tiempos pautados en esta misión 2 ya de por sí muy redondeados, esta estrategia mental parecía correcta.

Para la misión 1 el plan era distinto. La idea consistía en correr los primeros 20 kilómetros de la carrera del mismo modo y tiempo que en misión 2 (ritmo sostenido de 3'/kilómetro; 333,3 metros/minuto; 5,55 metros/segundo y mente en estado disociativo) y luego, en el kilómetro 20, efectuar un cambio de ritmo a 2'57"/kilómetro; 339 metros/minuto; 5,65 metros/segundo y reprogramar la mente al estado asociativo hasta el final. Recordó que el corredor checo Zatopek decía que la marathon "es una carrera de 12,195 kilómetros que empieza en el kilómetro 30."

La mente en estado asociativo comportaba la utilización de la observación y percepción racional de la carrera: prestar atención al cuerpo (leer el cuerpo) y a las cuestiones tácticas tales como vigilar a los contrincantes o integrarse en grupos que corrieran a ritmo; observar las sensaciones, sentimientos, dolores, molestias posibles; concentrarse y controlar los músculos del cuerpo en carrera uno por uno estudiando su funcionamiento; atención a la respiración, a la hidratación; utilización de acortamientos en curvas; mantener el ritmo en subidas y soltarse completamente en bajadas; bajar un poco el ritmo entre el kilómetro 39 y el 40 para después reacelerar en el tramo final de la carrera en función de la posición de los rivales. Soportar el dolor del esfuerzo continuado y asumirlo.

Los objetivos y su ejecución parecían bien definidos y pautados. F. estructuró su asimilación en las dos vertientes física y mental. En la física se trataba de, además de las habituales sesiones de entrenamiento, reproducir cada dos semanas en solitario la carrera tal como estaba pautada, a menos que concidiera con una participación en una carrera oficial que la sustituyera. En la mental, F. estableció sesión diaria de reforzamiento de la determinación y de la capacidad de sufrimiento (una vez al día, por la mañana, ante el espejo, mirándose a los ojos y hablándose) y otra sentado en posición del faraón (por la tarde, entrando en su nivel disociativo, reproduciendo mentalmente la carrera por tramos de cinco kilómetros).

Durante el año actual aplicó todo su esfuerzo global a la misión 2. Después de cinco o seis marathones se había colocado por debajo de los 2h07:00 y estaba ya en los seises. Y de pronto, un día, marcó 2h06:21. F. y su entrenador se dieron cuenta que la misión 1 estaba a punto de comenzar. Faltaba un año y medio para los Juegos Olímpicos.

VOLVER A EMPEZAR

Siempre había sido feliz. De su exitoso matrimonio con el hombre que amaba tenía dos preciosos hijos, un niño y una niña. Siempre había trabajado de ama de casa; tenía además la ayuda de una chica que venía a casa todo el día y el trabajo quedaba bien repartido. Su marido era director de una filial de una empresa multinacional importante y tenía un sueldo que les permitía vivir con toda comodidad. Habitaban en una bonita casa con jardín y piscina en una urbanización de la periferia de la gran ciudad, con dos bonitos coches, uno para cada uno, aparcados en el garaje. Llevaban una vida social divertida e intensa, tenían montones de amigos. De vez en cuando dejaban los niños con los abuelos y hacían un viaje. A B. la vida le sonreía en todos los aspectos.

¿Y por qué todo esto se había terminado de golpe; por qué la felicidad no podía mantenerse, por qué la fuente de la que manaba la energía y el agua de la vida se había cerrado sin más? –se preguntaba B. frente al espejo, los ojos arrasados por las lágrimas. Un accidente de tráfico absurdo y la feliz secuencia vital interrumpida de pronto. Su marido ya no estaba.

La tragedia conmocionó todo el entorno de B. La desolación era total entre familia y amigos. Tan bonita familia con hijos maravillosos se había truncado sin razón y no parecía haber consuelo para B., aunque todos la confortaran, aunque todos la arroparan y estuvieran a su lado. La dura realidad era que al cabo de una semana de la muerte de su marido ella se encontraba sola en casa con los niños, que todavía eran pequeños, y que seguían preguntando por papá. Parecía imposible seguir adelante.

Pero B. había seguido adelante. Con el corazón roto pero luchando para no alterar la rutina diaria de sus hijos, enseñarles a vivir, educarles. Al cabo de un año había asumido su nueva situación, pero los problemas económicos empezaban ahora. Su familia y varios amigos la ayudaron, pero esto no podía ser así para siempre. Los ahorros familiares se habían esfumado, la hipoteca de la casa era una tremenda losa y no tenía ingresos. Además, B. nunca había trabajado. No tenía curriculum. Intentó vender la casa y no fue posible. Las facturas se acumulaban. A la tristeza infinita de haber perdido a su marido se añadía ahora la angustia económica. Los niños lo estaban notando. Y B. no podía dormir por las noches. El mundo colapsaba por encima de su cabeza.

Un día B. dejó los niños con su madre para el fin de semana, compró víveres para un par de días y se recluyó en su casa como si se recluyera en un monasterio de la Trapa. Recorrió la casa sin hacer ruido, como si recorriera un santuario, evocando todos los momentos transcurridos cuando él todavía vivía y después, mansamente, se echó en la cama común y se quedó ahí, relajada, mirando al techo, pidiendo ayuda.

Medio dormida, medio despierta, B. intuyó el espíritu de su marido o la proyección mental que ella hacía de él, o lo que fuera. Lo cierto es que sentía fuertemente su presencia e inmediatamente se sintió tranquilizada e incluso tuvo ganas de reír. Dentro de su mente, en el interior más recóndito, estaba él para reconfortarla. Y supo que no había nada que temer, que el futuro no era más que una parte de esa vida que todos tenemos que vivir completa con sus avatares, con sus alegrías y sus tristezas. Supo que ella y sus hijos estaban protegidos por una energía superior y que tan sólo bastaba ponerse a pensar y luego a trabajar para que se disiparan las angustias. Supo que sólo tenía que llamarle con la mente para descubrirle siempre en un rincón, vigilando y ayudándola a conducir su vida y la de sus hijos por el mejor de los caminos posibles. Luego, sumida en una paz profunda, se quedó completamente dormida.

Despertó muy temprano por la mañana, vestida, sobre la cama. Se aseó, desayunó y se puso a arreglar la casa. Mientras faenaba, por la cabeza le pasaban montones de ideas para ponerse a ganar dinero, algunas quizá absurdas o descabelladas, otras quizá demasiado prosaicas, otras no demasiado originales. Llamó por teléfono a una amiga.

-¿Te acuerdas del curso de restauración de muebles y cuadros que hicimos juntas hace años?

Sí, ella no solamente se acordaba sino que había restaurado muebles para vecinos y amigos durante un tiempo y había adquirido una cierta profesionalidad. Tenían que verse.

Había pasado mucho tiempo y B. la puso al corriente de lo sucedido en estos años. Su amiga se compadeció de ella pero según le dijo, a pesar de todo, pensaba que su drama podía convertirse en una oportunidad nueva de realización personal. Sonaba duro pero ahí estaban los hijos, destinatarios principales de sus iniciativas profesionales. Y luego estaba este noble oficio de restaurar, de "sanar belleza enferma". ¿Quién no se acordaba de aquellas estupendas clases de restauración, de las técnicas de limpieza; de los xilófagos, de las desinfecciones y consolidaciones, de los adhesivos, los estucos, de los problemas de estructura, de los tintes y reintegraciones cromáticas y de los acabados?

Las amigas charlaron todo el día, dándole vueltas a las posibilidades de hacer algo juntas y de ganarse la vida trabajando en este oficio motivante y enriquecedor que acabaron definiendo como "el arte de restaurar el arte". Cada una pensaría en el proyecto por su lado. Quedaron en verse otra vez la semana siguiente.

El domingo, B. lo dedicó a pensar. Pasó una hora delante del espejo mirándose a los ojos y preguntándose quién soy yo y qué quiero hacer con mi vida. E iba notando respuestas que fluían desde arriba o desde otra parte que le llenaban la mente, que se rebosaba de ilusión, que se expandía en el amor que sentía por sus hijos. Más tarde se tumbó en la cama y como la cosa más natural del mundo su mente volvió a conectar con él. Y en seguida entendió el proyecto que tenía en la cabeza, sus posibilidades, la proyección futura y la necesidad cada vez mayor de restauración y conservación de cualquier forma de patrimonio artístico como tesoro cultural de una sociedad. Se levantó, excitada, dando vueltas por la casa y sintiendo la energía a su alrededor. Luego extendió un folio grande sobre la mesa y empezó a diseñar mentalmente su proyecto.

VOLVER A EMPEZAR
PLAN DE TRABAJO

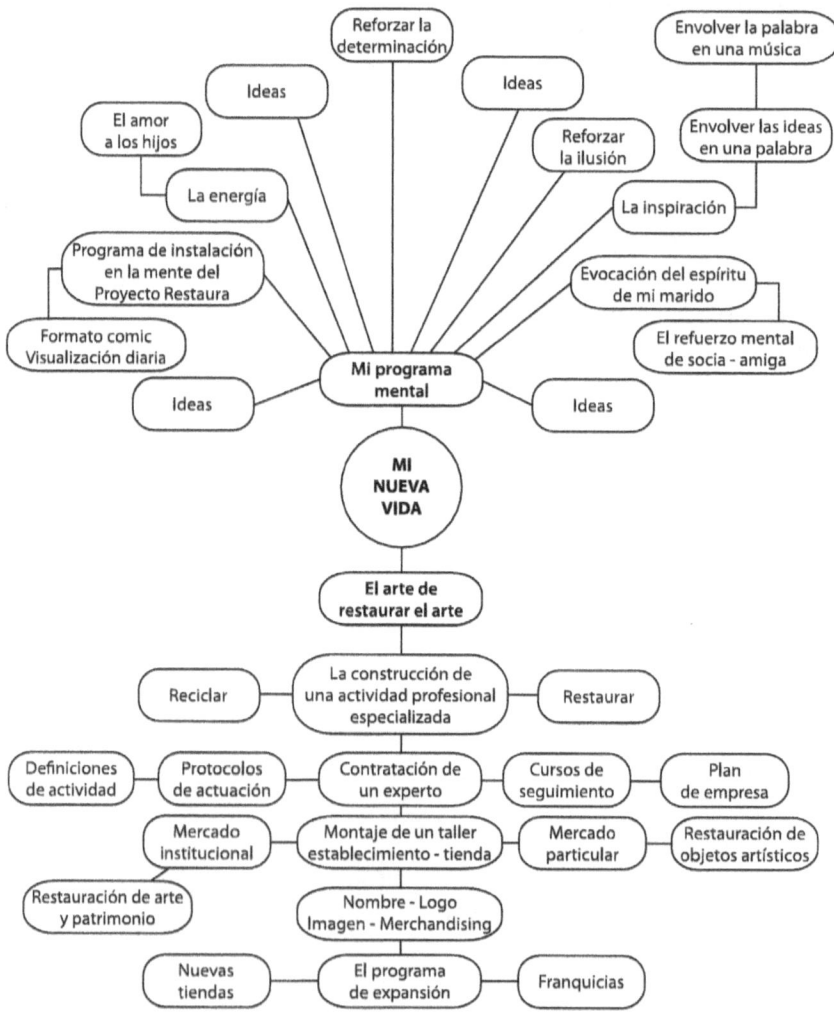

B. había elaborado un programa que incluía dos elementos básicos: la generación de ideas utilizables en el nuevo diseño de su vida, inspiradas por la evocación de la imagen espiritual de su marido y el desarrollo de un proyecto empresarial en colaboración con su amiga y socia. B. sabía dibujar muy bien y después del mapa mental elaboró un comic en el que, viñeta a viñeta, se secuenciaba todo el quehacer del proyecto, con las dos amigas de protagonistas, y por tanto muy fácil de memorizar y visualizar regularmente. Su amiga se mostró impresionada y aseguró que ella también utilizaría este comic como visualizador de objetivos.

B. empezó a trabajar el programa mental en seguida, en la Posición del Faraón para el proyecto general y en la Posición del Espejo para el refuerzo de lo que ella llamaba "determinación-ilusión". Su amiga se puso en marcha para buscar financiación y contratar un experto, que finalmente resultó un viejo conocido de ambas. La filosofía de éste acerca de la restauración artística se resumía en considerar que era una excelente forma de trabajar activamente sobre el arte porque la intervención significa un estudio exhaustivo de la obra, no ya sólo sobre los materiales que la constituyen, sino también sobre su historicidad, su significado social, su estética como parte del contexto cultural de su época; sobre de qué manera la sociedad actual recibe y comprende el mensaje del arte.

Las semanas fueron pasando y el proyecto se iba materializando. B. trabajaba activamente tanto en el programa mental como en el material. Pasó el tiempo. Al principio fue difícil darse a conocer. Pero poco a poco la empresa se fue consolidando, primero en forma de moderna tienda-taller con un gran escaparate que permitía, desde la calle, ver los trabajos que tenían lugar dentro y después con la abertura de dos nuevas tiendas en otros dos barrios. Cinco años más tarde la empresa tenía ocho tiendas y estaban empezando a estudiar la posibilidad de franquiciarse nacional e internacionalmente. B. se casó finalmente con ese viejo amigo inicial experto en restauración, que a veces iba al colegio a recoger a la hija de B., que ahora tenía ocho años.

La niña estaba en la puerta del colegio charlando con una amiga.
-¿Ese que viene a buscarte es tu papá?
-No, no es mi papá, es sólo el marido de mi madre, pero me cuida mucho.
-¿Y tu papá dónde esta?
-Mi papá se fue al cielo- dijo la pequeña. Y luego añadió con una sonrisa cómplice:
-Pero está conmigo cada día.

Bibliografía

Zimmer, Carl
Evolution: the triumph of an idea
Harper, New York, 2002

Ledoux, Joseph
Synaptic Self: how our brains become who we are
Penguin, 2003

Nuttin, J.
Théorie de la motivation humaine
Ed. PUF Paris

Kandel, Erik
Psychiatry, psychoanalysis and the new biology of mind
American Psychiatric Publishing, 2005

Gladwell, Malcom
Fueras de serie: por qué unas personas tienen éxito y otras no
Taurus, Madrid 2009

Fernandez, L.
Sophrologie et compétitions sportives
Ed. VIGOT Paris

Punset, Eduardo
El viaje al poder de la mente
Destino, Barcelona 2010

Thomas, R., Missoum, G., Rivolier, J.
La psychologie du sport de haut niveau
Ed. Masson, Paris

Pert, Candace
Molecules of emotion: the science behind mind-body medicine
Simon & Schuster, 1999

www.ingramcontent.com/pod-product-compliance
Lightning Source LLC
Chambersburg PA
CBHW031322290526
45784CB00014B/754